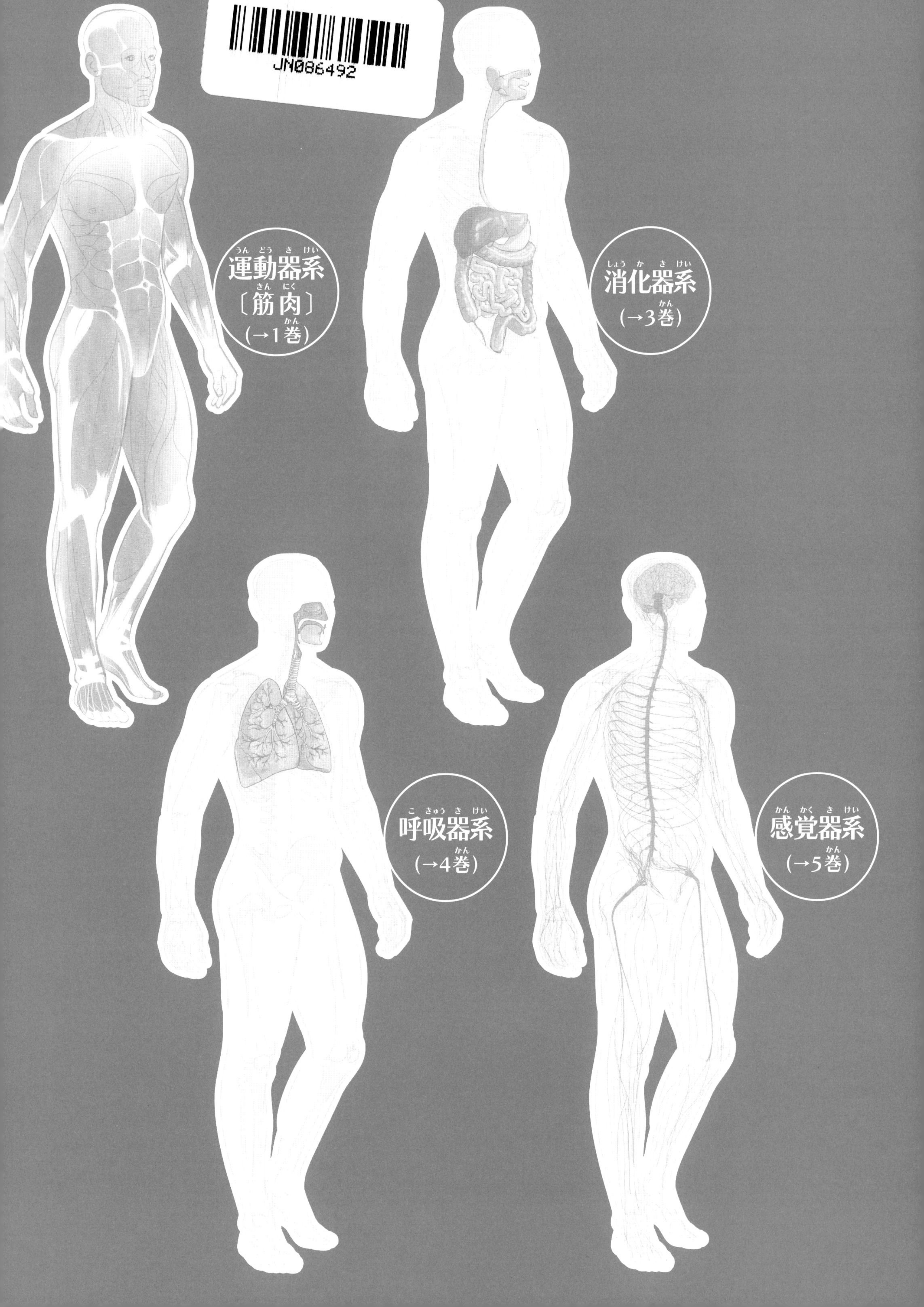

運動器系《うんどうきけい》
〔筋肉《きんにく》〕
(→1巻《かん》)
消化器系《しょうかきけい》
(→3巻《かん》)
呼吸器系《こきゅうきけい》
(→4巻《かん》)
感覚器系《かんかくきけい》
(→5巻《かん》)

どうなってるの!? 人のからだのしくみ大図解

監修　坂井 建雄（順天堂大学特任教授）

3 消化と吸収のしくみ

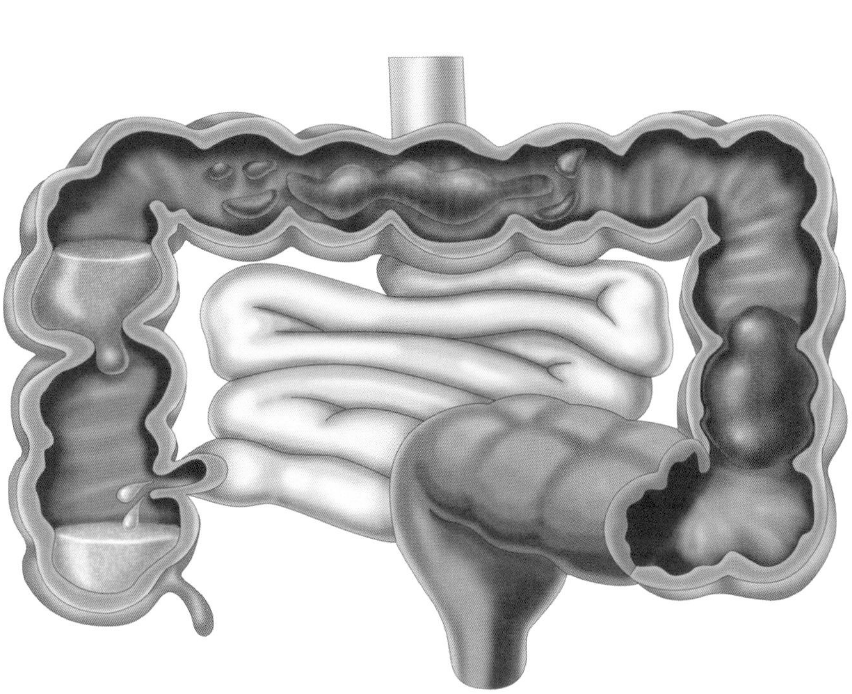

ポプラ社

目次

この本の見方

この本は、イラストや写真を中心にして、人のからだを楽しく、くわしく紹介《しょうかい》しています。

Q｜人と動物のからだに関《かん》する疑問《ぎもん》です。

A｜Q(疑問《ぎもん》)に対する答えです。

コラム｜このページのQ&Aに関《かん》する発展情報《はってんじょうほう》やおもしろい情報《じょうほう》を紹介《しょうかい》しています。

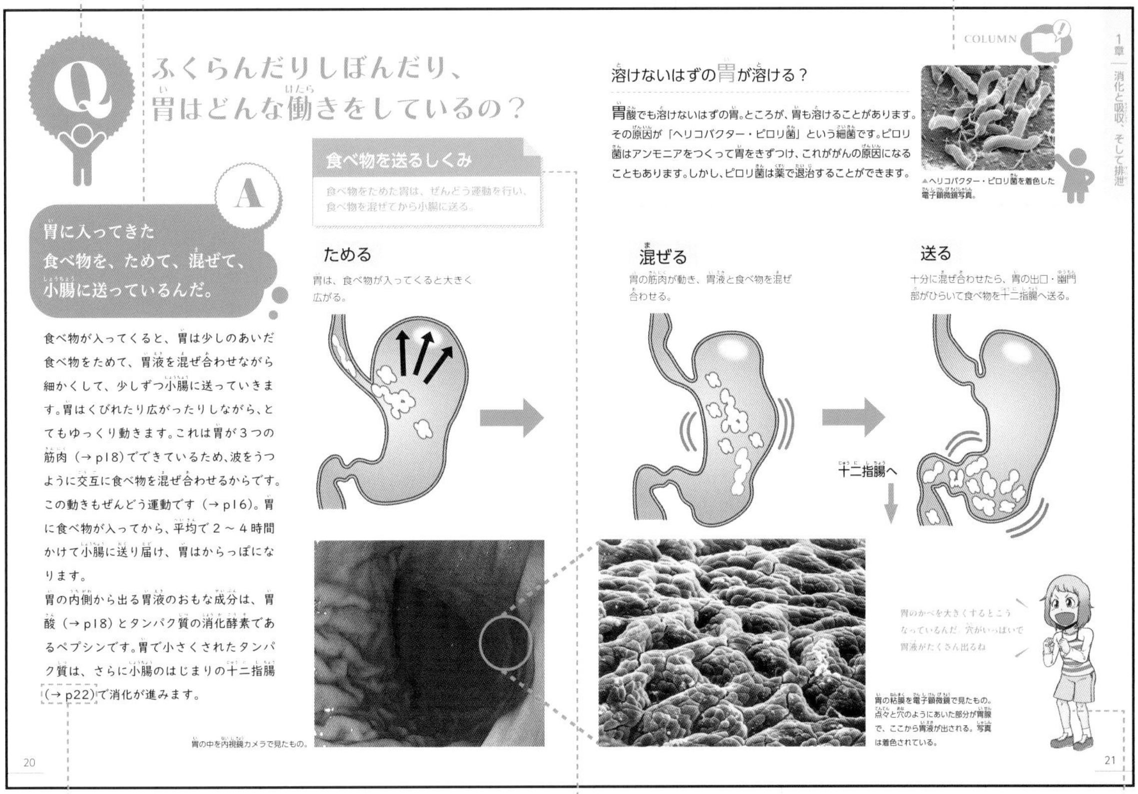

Q ふくらんだりしぼんだり、胃《い》はどんな働《はたら》きをしているの？

A 胃《い》に入ってきた食べ物を、ためて、混《ま》ぜて、小腸《しょうちょう》に送っているんだ。

食べ物が入ってくると、胃《い》は少しのあいだ食べ物をためて、胃液《いえき》を混《ま》ぜ合《あ》わせながら細かくして、少しずつ小腸《しょうちょう》に送っていきます。胃《い》はくびれたり広がったりしながら、とてもゆっくり動きます。これは胃《い》が３つの筋肉《きんにく》（→ p18）でできているため、波をうつように交互《こうご》に食べ物を混《ま》ぜ合《あ》わせるからです。この動きもぜんどう運動です（→ p16）。胃《い》に食べ物が入ってから、平均《へいきん》で２～４時間かけて小腸《しょうちょう》に送り届《とど》け、胃《い》はからっぽになります。

胃《い》の内側《うちがわ》から出る胃液《いえき》のおもな成分《せいぶん》は、胃《い》酸《さん》（→ p18）とタンパク質《しつ》の消化酵素《しょうかこうそ》であるペプシンです。胃《い》で小さくされたタンパク質《しつ》は、さらに小腸《しょうちょう》のはじまりの十二指腸《じゅうにしちょう》（→ p22）で消化が進みます。

食べ物を送るしくみ

食べ物をためた胃は、ぜんどう運動を行い、食べ物を混ぜてから小腸に送る。

ためる

胃《い》は、食べ物が入ってくると大きく広がる。

混《ま》ぜる

胃《い》の筋肉《きんにく》が動き、胃液《いえき》と食べ物を混《ま》ぜ合《あ》わせる。

送る

十分に混《ま》ぜ合《あ》わせたら、胃《い》の出口・幽門《ゆうもん》部《ぶ》がひらいて食べ物を十二指腸《じゅうにしちょう》へ送る。

十二指腸《じゅうにしちょう》へ

胃《い》の中を内視鏡《ないしきょう》カメラで見たもの。

胃《い》の粘膜《ねんまく》を電子顕微鏡《でんしけんびきょう》で見たもの。点々《てんてん》と穴《あな》のようにあいた部分が胃腺《いせん》で、ここから胃液《いえき》が出される。写真《しゃしん》は着色されている。

胃のかべを大きくするとこうなっているんだ。穴《あな》がいっぱいで胃液がたくさん出るね

COLUMN

溶《と》けないはずの胃《い》が溶《と》ける？

胃《い》酸《さん》でも溶《と》けないはずの胃《い》。ところが、胃《い》も溶《と》けることがあります。その原因《げんいん》が「ヘリコバクター・ピロリ菌《きん》」という細菌《さいきん》です。ピロリ菌《きん》はアンモニアをつくって胃《い》をきずつけ、これががんの原因《げんいん》になることもあります。しかし、ピロリ菌《きん》は薬《くすり》で退治《たいじ》することができます。

▲ヘリコバクター・ピロリ菌《きん》を着色した電子顕微鏡写真《でんしけんびきょうしゃしん》。

1章　消化と吸収、そして排泄

20　21

→｜くわしい説明《せつめい》がのっているページ数、またはほかの巻数《かんすう》です。

図解《ずかい》の解説《かいせつ》｜イラストや写真について説明《せつめい》をしています。

キャラクター｜重要《じゅうよう》な部分や補足内容《ほそくないよう》などを説明《せつめい》をしています。

この本に登場するキャラクターたち

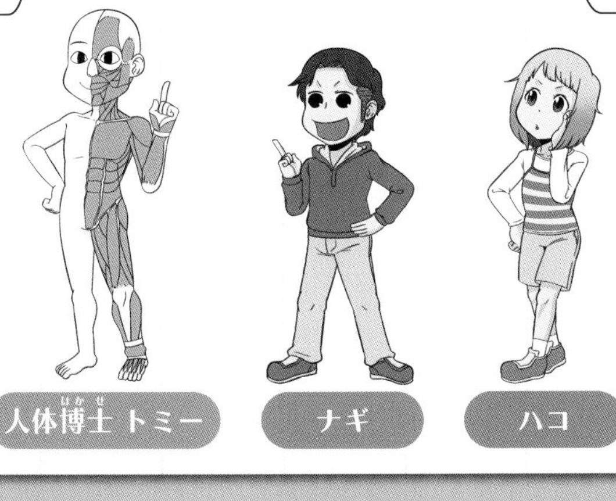

人体博士《はかせ》 トミー　ナギ　ハコ

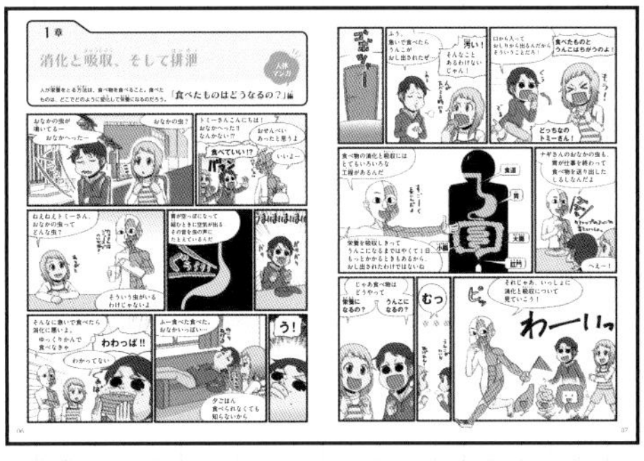

人体マンガ｜各《かく》章のはじめに、その章のテーマをマンガで楽しく紹介《しょうかい》しています。

人はどうして食べるのだろう。食べたものはからだの中でどうなるの？

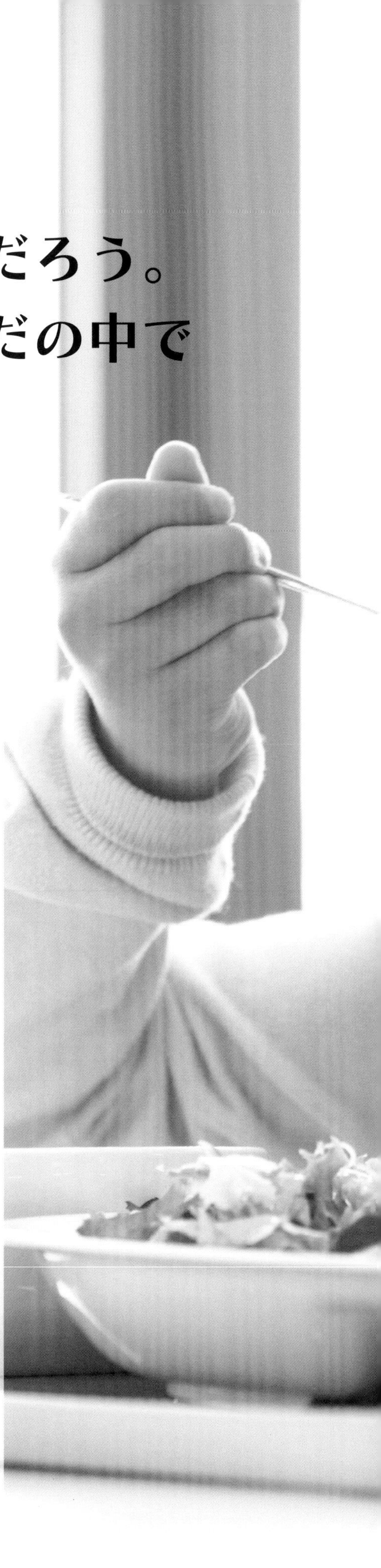

はじめに

わたしたちは、毎日ごはんを食べます。これは、食べ物にふくまれている栄養《えいよう》をエネルギーにかえて、からだを動かしたり、内臓《ないぞう》を働《はたら》かせたりするために必要《ひつよう》なことです。この食べ物をエネルギーにかえる働《はたら》きをしているのが、「消化器官《しょうかきかん》」です。消化器官《しょうかきかん》は、口からはじまり、食道・胃《い》・小腸《しょうちょう》・大腸《だいちょう》と１つにつながっています。それぞれの場所で、消化や栄養《えいよう》の吸収《きゅうしゅう》が行われ、排泄《はいせつ》の準備《じゅんび》もしています。人が生きるためにとても重要《じゅうよう》な役割《やくわり》をもつ、消化と吸収《きゅうしゅう》について見ていきましょう。

監修《かんしゅう》　坂井建雄《さかいたつお》（順天堂大学特任教授《じゅんてんどうだいがくとくにんきょうじゅ》）

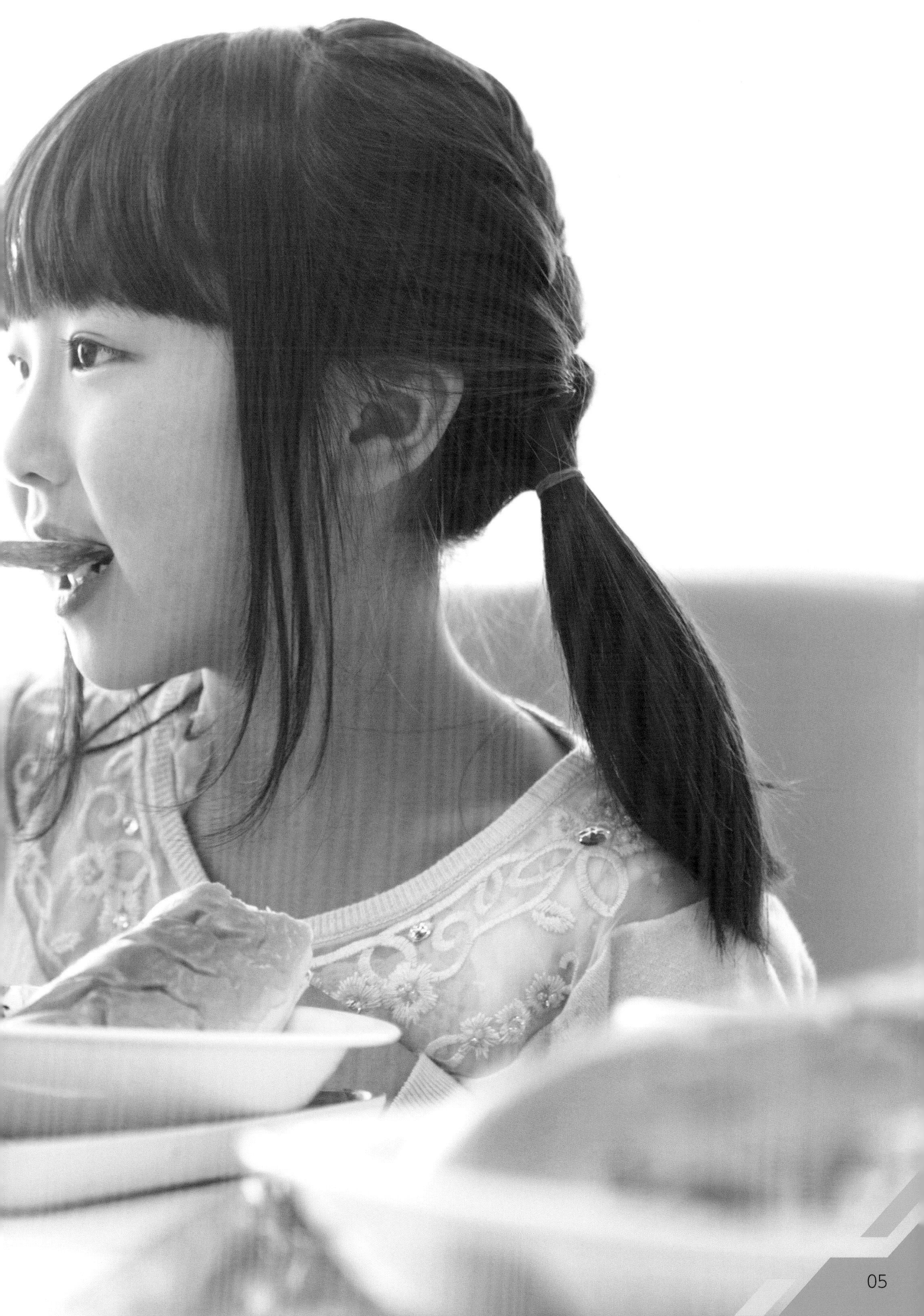

1章

消化と吸収《きゅうしゅう》、そして排泄《はいせつ》

人体マンガ

人が栄養《えいよう》をとる方法《ほうほう》は、食べ物を食べること。食べたものは、どこでどのように変化《へんか》して栄養《えいよう》になるのだろう。

「食べたものはどうなるの？」編《へん》

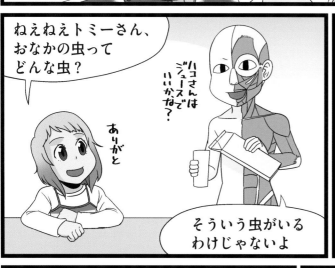

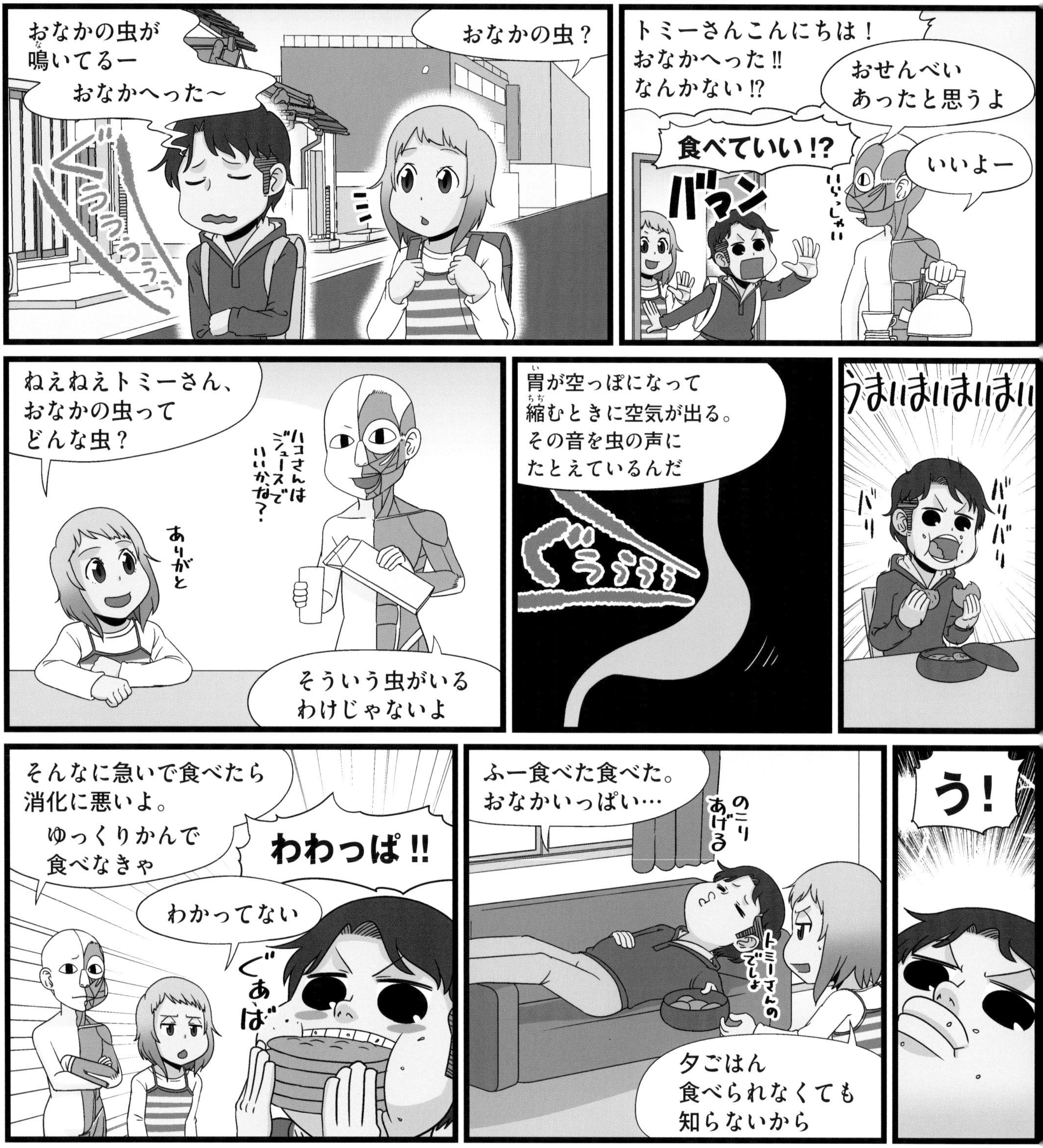

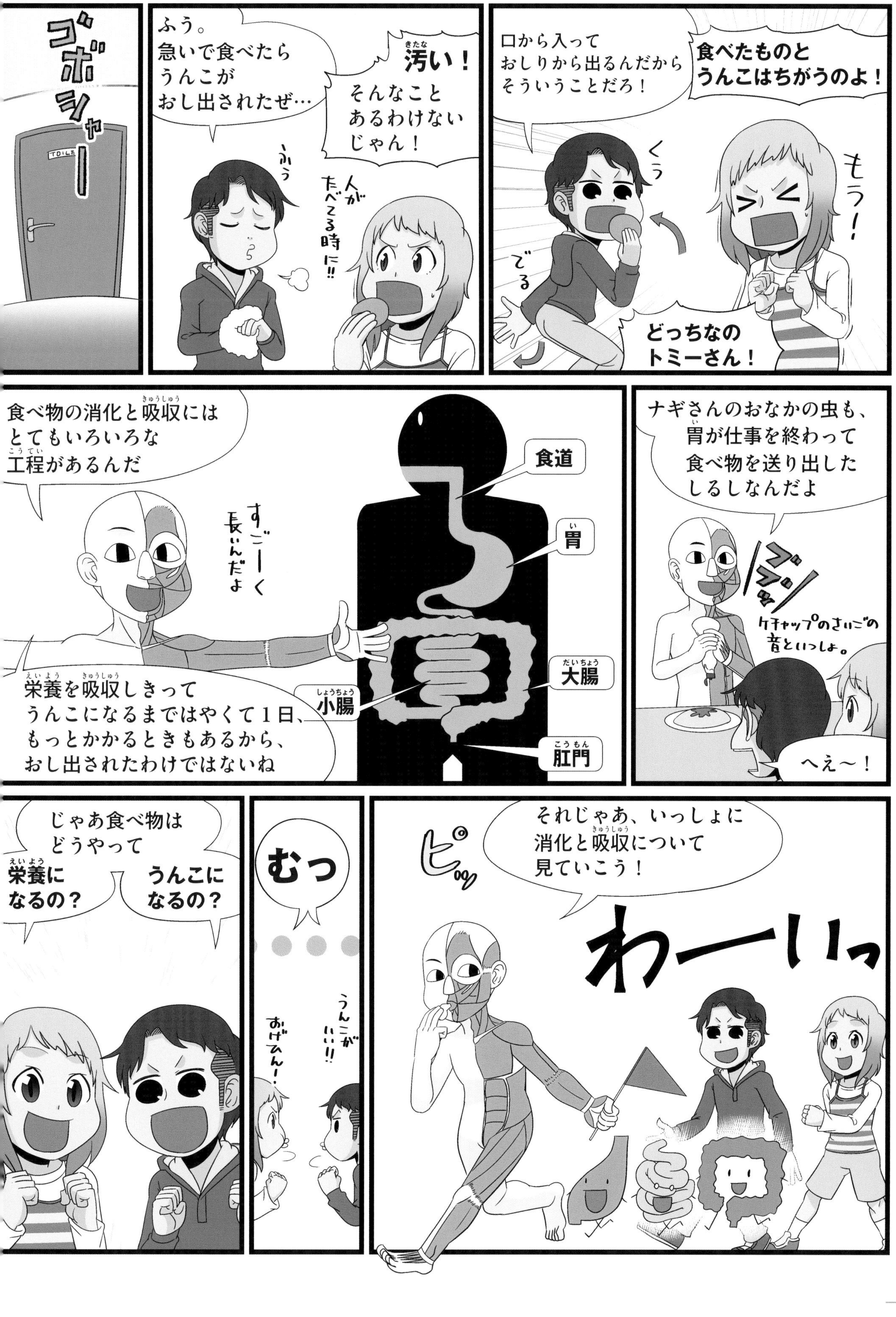

ゴボシャー
ふう。急いで食べたらうんこがおし出されたぜ…
ふぅ
汚《きたな》い！
そんなことあるわけないじゃん！
人がたべてる時に!!
口から入っておしりから出るんだからそういうことだろ！
食べたものとうんこはちがうのよ！
くぅ
でる
もう！
どっちなのトミーさん！
食べ物の消化と吸収《きゅうしゅう》にはとてもいろいろな工程《こうてい》があるんだ
すごーく長いんだよ
食道
胃《い》
大腸《だいちょう》
小腸《しょうちょう》
肛門《こうもん》
栄養《えいよう》を吸収《きゅうしゅう》しきってうんこになるまではやくて１日、もっとかかるときもあるから、おし出されたわけではないね
ナギさんのおなかの虫も、胃《い》が仕事を終わって食べ物を送り出したしるしなんだよ
ブブッ
ケチャップのさいごの音といっしょ。
へえ～！
じゃあ食べ物はどうやって
栄養《えいよう》になるの？
うんこになるの？
むっ
おげひん！
うんこがいい!!
ピッ
それじゃあ、いっしょに消化と吸収《きゅうしゅう》について見ていこう！
わーいっ

食べ物はからだの中で どこを通って どう変化《へんか》するの？

A 食べ物は、口からはじまり 肛門《こうもん》で終わる消化器官《しょうかきかん》で からだに吸収《きゅうしゅう》される。

人や動物は、食べ物から栄養《えいよう》や水分を取り入れます。これを「吸収《きゅうしゅう》する」といいます。食べ物を吸収《きゅうしゅう》するには、歯でかみくだいたり、胃《い》で溶《と》かしたり、食べ物のかたちをかえる必要《ひつよう》がありますが、この働《はたら》きを「消化」といいます。そして消化の第一歩となる口の中から出てくる唾液《だえき》を「消化液《しょうかえき》」といいます。消化液《しょうかえき》は胃や腸《ちょう》からも出て、消化が終わると腸《ちょう》で栄養《えいよう》が吸収《きゅうしゅう》され、不要物《ふようぶつ》が排出《はいしゅつ》されます。この消化に関《かか》わる一連《いちれん》の働《はたら》きをしているのが「消化器官《しょうかきかん》」です。

消化と吸収《きゅうしゅう》の流れ

歯・胃《い》でくだく→小腸《しょうちょう》で消化して栄養《えいよう》の吸収《きゅうしゅう》→大腸《だいちょう》で再吸収《さいきゅうしゅう》してうんこをつくる。

※黄色い見出しは**消化管《しょうかかん》**。消化管《しょうかかん》は、口→食道→胃《い》→小腸《しょうちょう》→大腸《だいちょう》→肛門《こうもん》と続《つづ》く１本の管《くだ》。これに白い見出しの唾液腺《だえきせん》と肝臓《かんぞう》と胆《たん》のうとすい臓《ぞう》を加《くわ》えたものを**消化器官《しょうかきかん》**という。

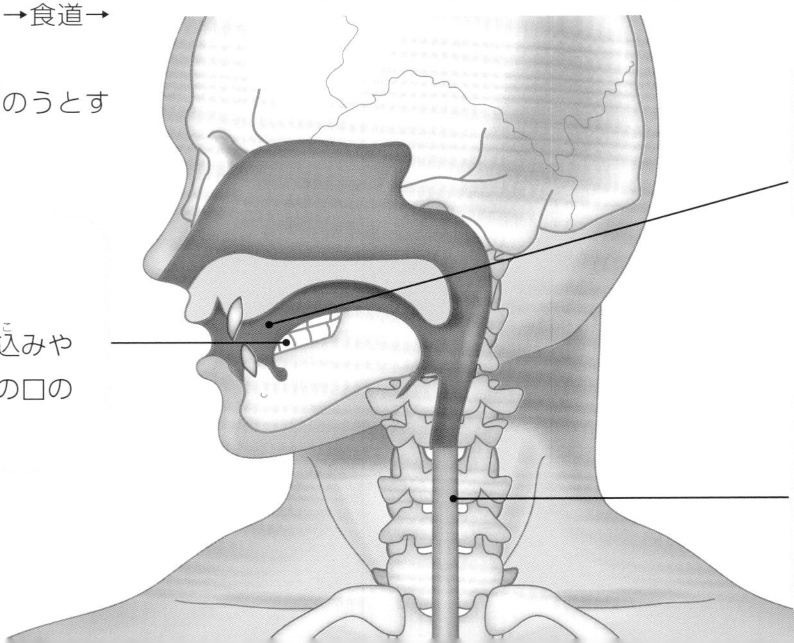

口（→p12）

歯を使って食べ物をかみくだいて飲《の》み込《こ》みやすいかたちにする。消化の第一歩がこの口の中からはじまっている。

唾液腺《だえきせん》（→p14）

唾液《だえき》は消化液《しょうかえき》で、これを出す器官《きかん》が唾液腺《だえきせん》。おもな唾液腺《だえきせん》は、舌下腺《ぜっかせん》、耳下腺《じかせん》、顎下腺《がっかせん》。

食道（→p16）

のどと胃《い》をつなぐ、筋肉《きんにく》でできた１本の管《くだ》。食べ物がのどからおりていくと、食道のかべが動いて胃《い》に送っていく。

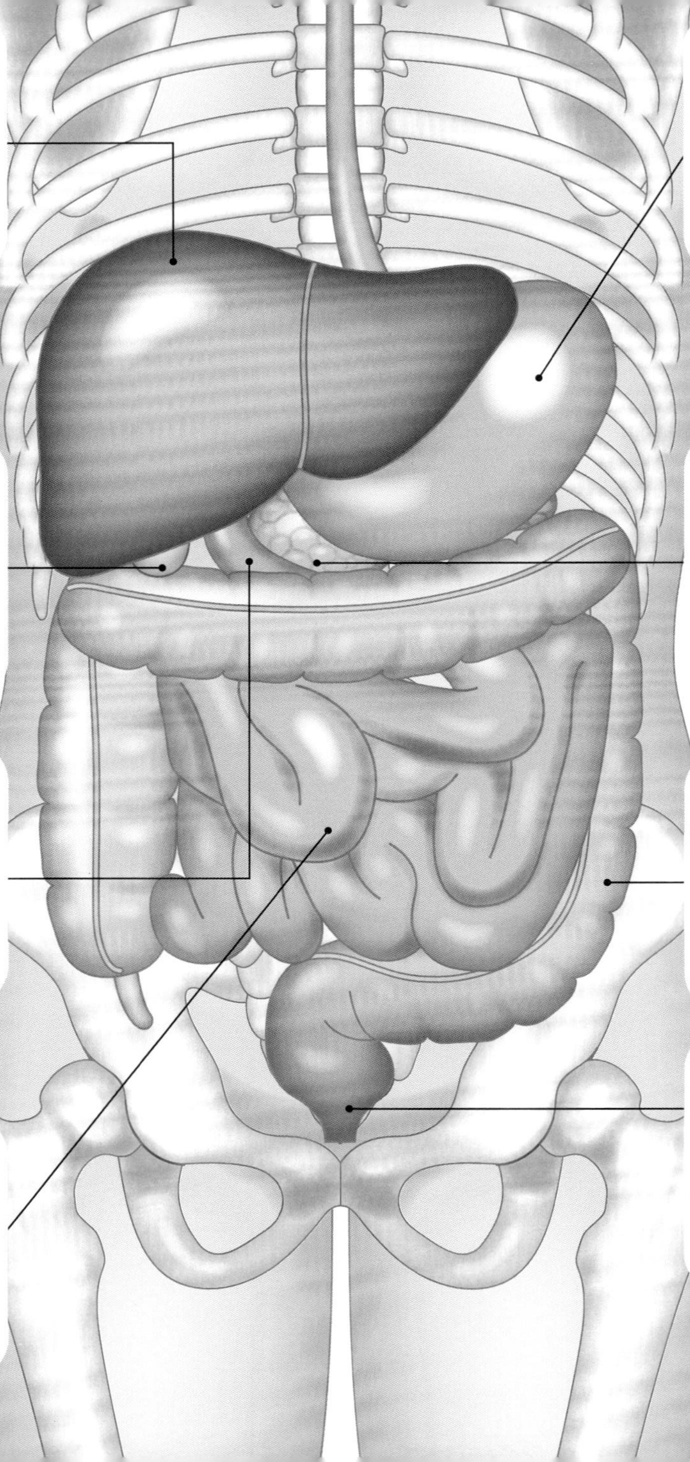

肝臓《かんぞう》（→ 4 巻《かん》）

食べ物の消化に必要《ひつよう》な胆汁《たんじゅう》（→ p10）をつくるほか、栄養《えいよう》をエネルギーにかえたり、からだの中でできた毒《どく》を害《がい》のないものにする。

胆《たん》のう（→ p22）

肝臓《かんぞう》でつくられた消化を助ける胆汁《たんじゅう》をためるふくろ。十二指腸《じゅうにしちょう》につながっていて、食べ物が十二指腸《じゅうにしちょう》に入ると胆汁《たんじゅう》を送り出す。

十二指腸《じゅうにしちょう》（→ p22）

小腸《しょうちょう》のはじまりの部分で、胃《い》から送られてきた食べ物と、胆汁《たんじゅう》、すい液《えき》を混《ま》ぜて消化し、小腸《しょうちょう》に送る。

小腸《しょうちょう》（→ p24 ～ 29）

十二指腸《じゅうにしちょう》から送られてきた食べ物をさらに消化し、栄養《えいよう》を吸収《きゅうしゅう》する。また、多くの免疫細《めんえきさい》胞《ぼう》でからだを守る働《はたら》きもしている。

胃《い》（→ p18 ～ 21）

３種類《しゅるい》の筋肉《きんにく》の層《そう》でできたふくろ。この筋肉《きんにく》がのびたり縮《ちぢ》んだりしながら、食べ物を溶《と》かして腸《ちょう》に送る。

すい臓《ぞう》（→ p23 ～ 24）

消化液《しょうかえき》のひとつであるすい液《えき》をつくる。十二指腸《じゅうにしちょう》につながっていて、食べ物が十二指腸《じゅうにしちょう》に入るとすい液《えき》を送り出す。

大腸《だいちょう》（→ p30 ～ 35）

消化のしめくくりで、時間をかけて食べ物から水分を取ってうんこをつくる。さまざまな細菌《さいきん》がすんでいる。

直腸《ちょくちょう》・肛門《こうもん》（→ p36）

直腸《ちょくちょう》は大腸《だいちょう》の一部でうんこをためる役割《やくわり》がある。肛門《こうもん》は脳《のう》から命令《めいれい》を受けると、筋肉《きんにく》がゆるんでうんこが出る。

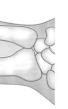

食べ物を消化するために必要《ひつよう》な液体《えきたい》って何？

A

消化液《しょうかえき》という液体《えきたい》だよ。食べ物と混《ま》ざることで、消化がはじまるんだ。

人のからだは、食べ物の消化と吸収《きゅうしゅう》をするために唾液《だえき》や胃液《いえき》、胆汁《たんじゅう》、すい液《えき》、腸液《ちょうえき》とよばれる消化液《しょうかえき》を分泌《ぶんぴつ》しています。これらが混《ま》ざることで消化が進み、栄養《えいよう》を吸収《きゅうしゅう》します。胆汁以外《たんじゅういがい》の消化液《しょうかえき》には、「酵素《こうそ》」とよばれるタンパク質《しつ》がふくまれています。消化と吸収《きゅうしゅう》に働《はたら》く酵素《こうそ》は「消化酵素《しょうかこうそ》」といいます。消化に限《かぎ》らずからだの中では、さまざまな化学反応《かがくはんのう》が行われています。この反応《はんのう》を起こすために、あいだに入って取りもっているのが酵素《こうそ》で、人のからだの中にはおよそ5000種類《しゅるい》もあるといわれています。なぜそんなにあるかというと、決まった相手にしか反応《はんのう》することができないからです。デンプンを分解《ぶんかい》するにはデンプン用の、脂肪《しぼう》を分解《ぶんかい》するには脂肪用《しぼうよう》の消化酵素《しょうかこうそ》があり、それぞれちがう内臓《ないぞう》から分泌《ぶんぴつ》されます。

消化《しょうか》のしくみ

デンプン・タンパク質《しつ》・脂質《ししつ》はそれぞれちがう消化液《しょうかえき》で分解《ぶんかい》される。

消化酵素《しょうかこうそ》の働《はたら》き

消化液《しょうかえき》には、それぞれちがう酵素《こうそ》がふくまれており、食べ物の成分《せいぶん》を分解《ぶんかい》する。胆汁《たんじゅう》には消化酵素《しょうかこうそ》はふくまれていないが、脂肪《しぼう》を分解《ぶんかい》しやすくする。

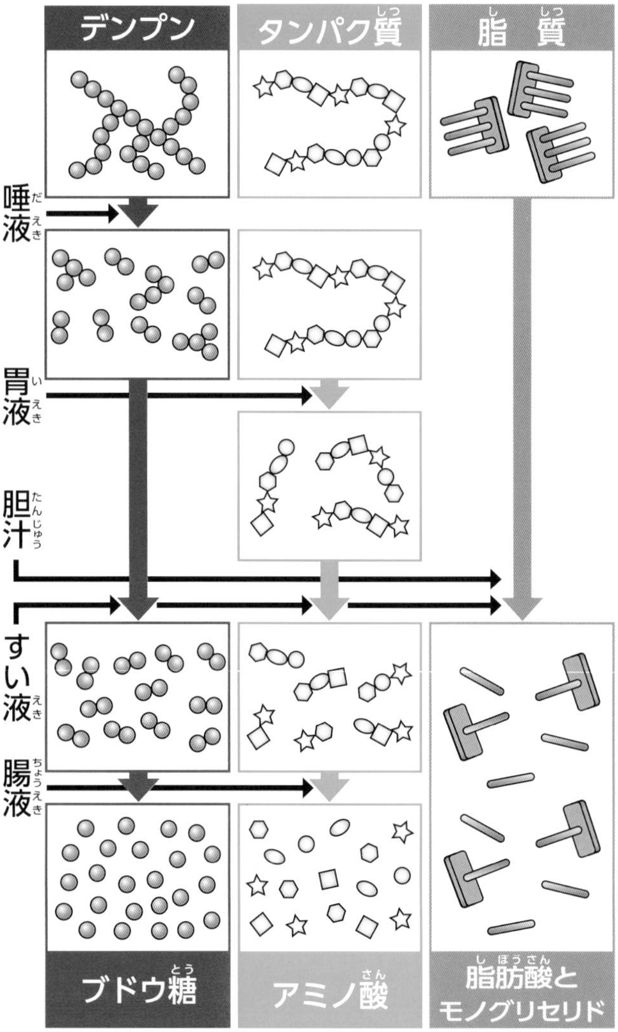

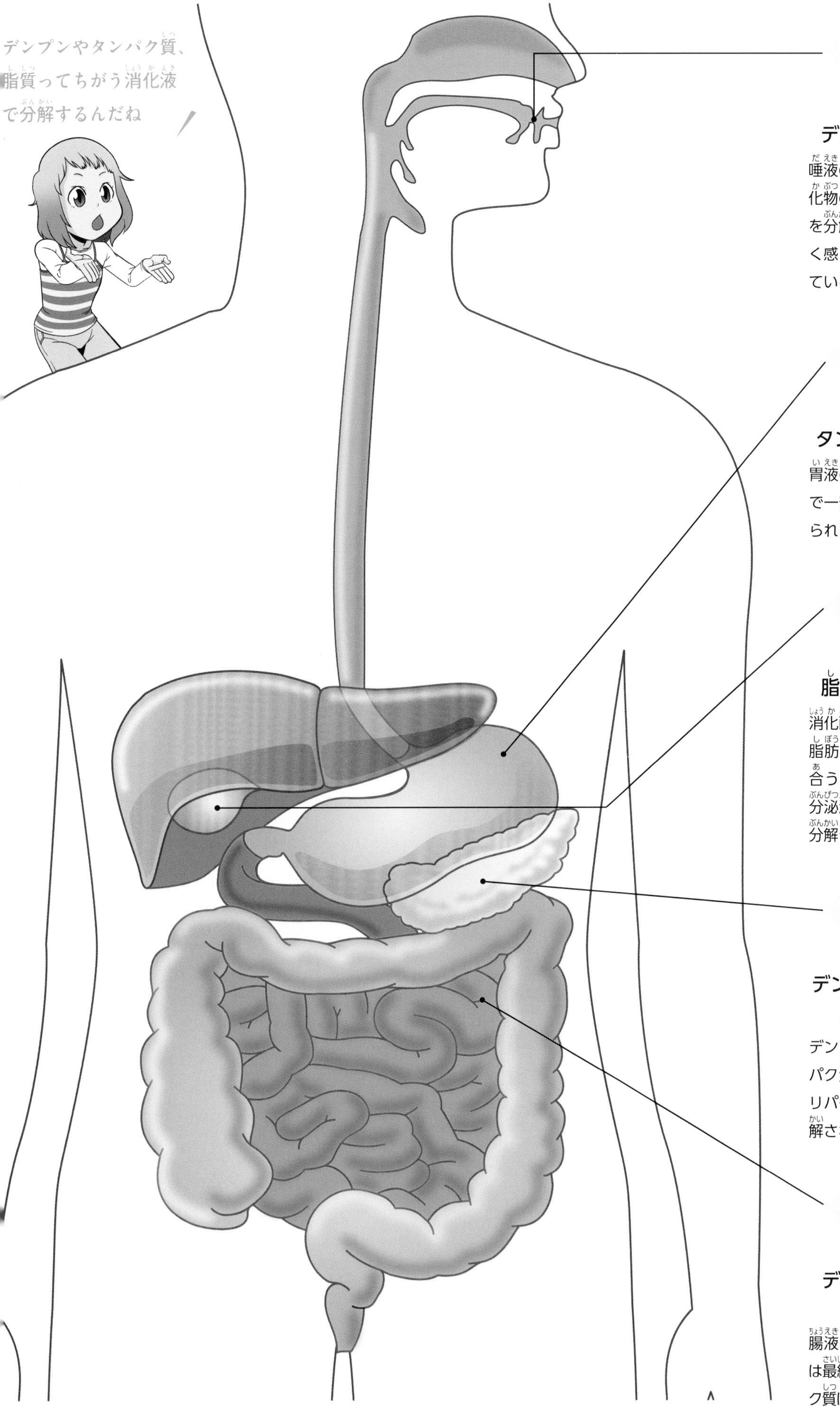

唾液《だえき》

デンプンを分解《ぶんかい》する

唾液《だえき》の中の消化酵素《しょうかこうそ》は、炭水《たんすい》化物《かぶつ》のうち、おもにデンプンを分解《ぶんかい》。ごはんをかんであまく感じるのはこの酵素《こうそ》が働《はたら》いているしるし。

胃液《いえき》

タンパク質《しつ》を分解《ぶんかい》する

胃液《いえき》の中の消化酵素《しょうかこうそ》ペプシンで一部が分解《ぶんかい》され、小腸《しょうちょう》に送られる。

胆汁《たんじゅう》

脂肪《しぼう》の分解《ぶんかい》を助ける

消化酵素《しょうかこうそ》はふくんでいないが、脂肪《しぼう》を乳化《にゅうか》(水と脂《あぶら》が混《ま》ざり合《あ》うこと)するアルカリ性《せい》の分泌液《ぶんぴつえき》。これにより、脂肪《しぼう》の分解《ぶんかい》や吸収《きゅうしゅう》がしやすくなる。

すい液《えき》

デンプン、タンパク質《しつ》、脂質《ししつ》を分解《ぶんかい》する

デンプンはアミラーゼ、タンパク質《しつ》はトリプシン、脂質《ししつ》はリパーゼなどの消化酵素《しょうかこうそ》で分解《ぶんかい》される。

腸液《ちょうえき》

デンプン、タンパク質《しつ》を分解《ぶんかい》する

腸液《ちょうえき》の消化酵素《しょうかこうそ》で、デンプンは最終的《さいしゅうてき》にブドウ糖《とう》に、タンパク質《しつ》はアミノ酸《さん》に分解《ぶんかい》される。

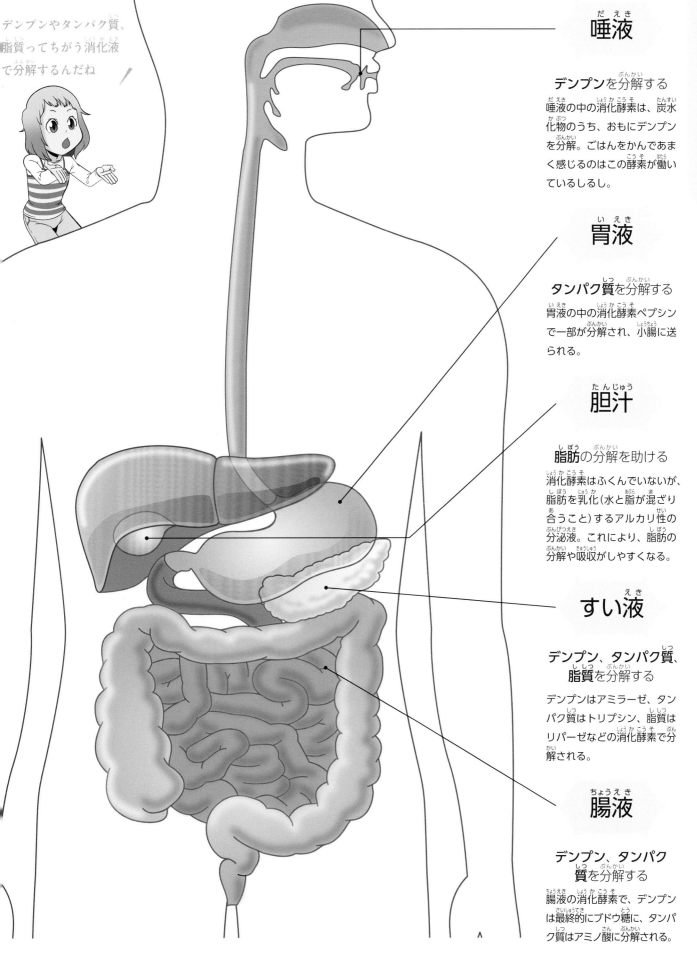

Q 消化をするために歯はどんな働《はたら》きをしているの？

A 食べ物をかみくだいて小さくするんだ。

消化というと、真っ先に胃《い》や腸《ちょう》が思《おも》い浮《う》かぶでしょう。しかし、じつはもっと前、食べ物を食べるときから消化ははじまっています。食べ物を歯でくだいて胃《い》に送ることも、大切な消化活動《しょうかかつどう》の一部なのです。

この消化に欠《か》かせない歯は、生まれて６か月くらいたった頃《ころ》から生えはじめ、乳歯《にゅうし》が20本生えそろうのは２～３歳《さい》くらい。そして、もっとじょうぶな歯にするために、６～14歳《さい》にかけて、一生のうちで１回だけ永久歯《えいきゅうし》に生えかわります。

からだや顎《あご》の成長《せいちょう》とともに歯の数は増《ふ》え、永久歯《えいきゅうし》は全部で28～32本になります。本数に幅《はば》があるのは、「親知らず」といういちばん奥《おく》に生える上下４本の歯が、生えない人もいるからです。

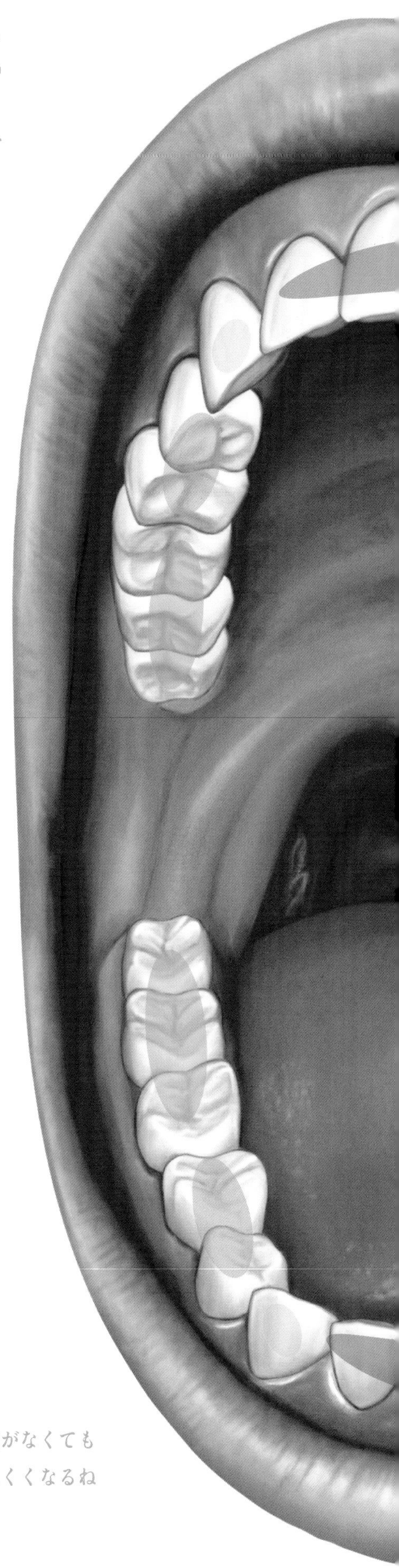

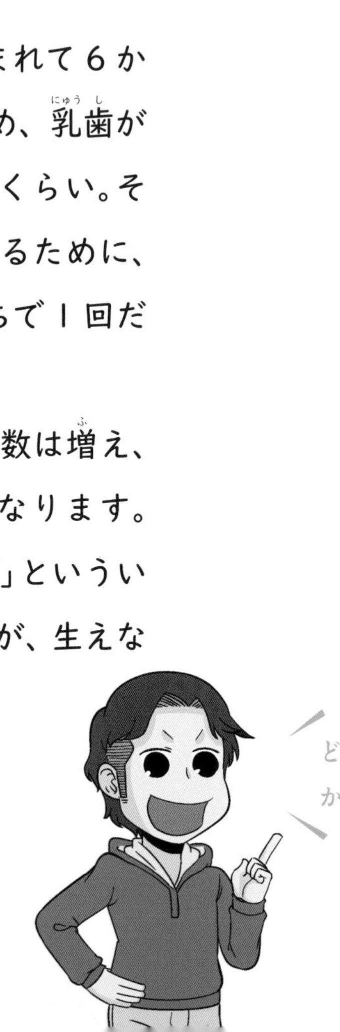
どの歯がなくても
かみにくくなるね

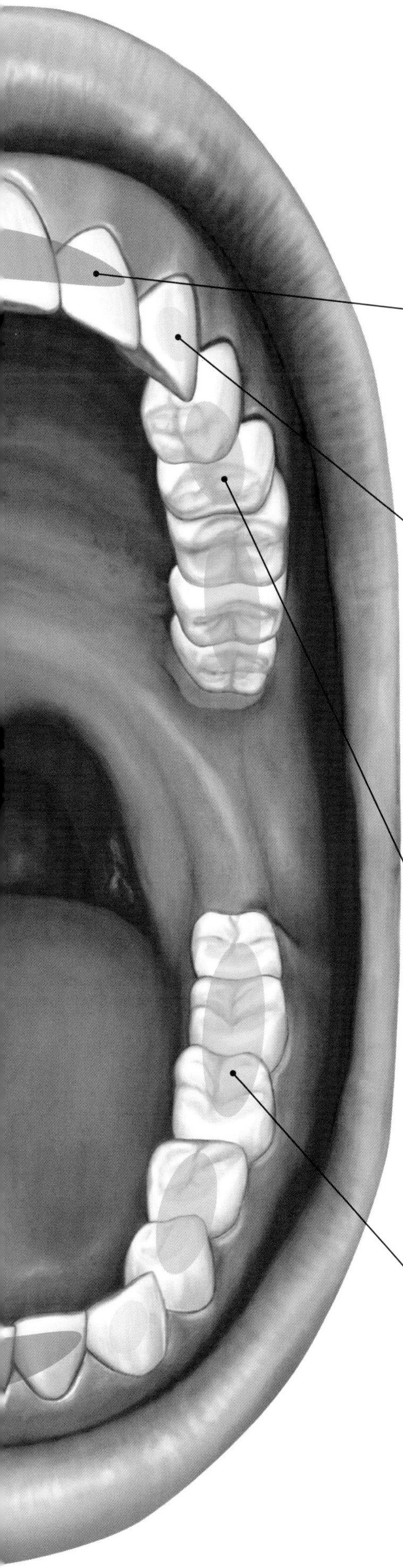

それぞれの歯の役目

人の歯はものを食べるときの働《はたら》きによってかたちがちがう。

切歯《せっし》（かみ切る）

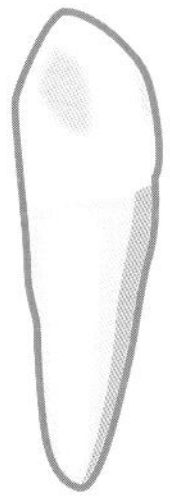

上の前４本と下の前４本の歯。歯の先は食べ物をかみ切りやすいように、スコップのように平べったいかたちをしている。

犬歯《けんし》（さす・ちぎる）

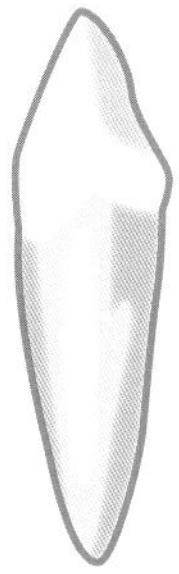

切歯《せっし》の後ろ、左右に上下１本ずつ４本ある。歯のなかでいちばん根っこが深く、じょうぶで食べ物をさしたりちぎったりする。

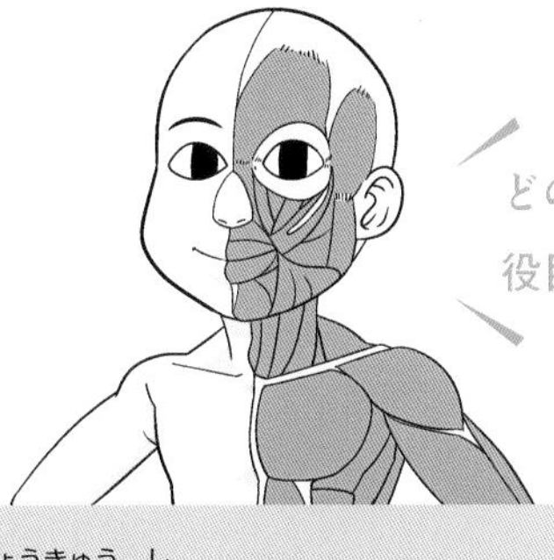
どの歯にも大切な
役目があるからね

小臼歯《しょうきゅうし》（くだく）

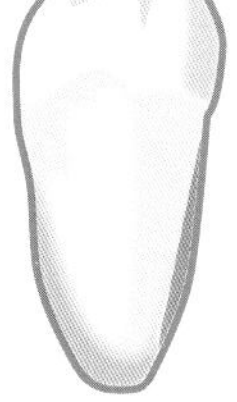

犬歯《けんし》の後ろ、左右に上下２本ずつ８本あり、食べ物をくだく働《はたら》きをする。歯と歯のかみ合わせや顎《あご》の動きの調整をしている。

大臼歯《だいきゅうし》（すりつぶす）

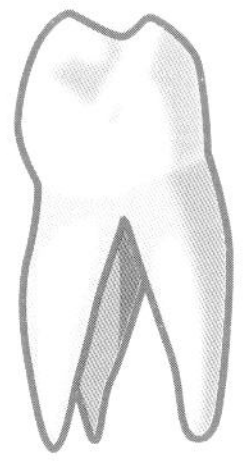

いちばん奥《おく》にある臼《うす》のようなかたちの上下 12 本ある歯。食べ物をのどへ送りやすいようすりつぶすほか、かみ合わせを調整する。

Q 食べ物を食べると、なぜ唾液《だえき》が出るの？

A 食べ物をかむと、脳《のう》から唾液《だえき》を出すよう命令《めいれい》がいくんだ。

食べ物が口の中に広がると、口の中の神経《しんけい》が脳《のう》に信号《しんごう》を送って、唾液《だえき》が出ます。口の中には、唾液《だえき》を出す「唾液腺《だえきせん》」があり、食べ物にふくまれているデンプンが分解《ぶんかい》され、消化しやすいかたちとなってのどから食道へと流れていきます。

COLUMN

唾液《だえき》の消化酵素《しょうかこうそ》

唾《だ》液《えき》には、デンプンを分解《ぶんかい》するアミラーゼという消化酵素《しょうかこうそ》がふくまれています。この消化酵素《しょうかこうそ》の働《はたら》きで、デンプンは麦芽糖《ばくがとう》という消化しやすいかたちに分解《ぶんかい》され、胃《い》に送られていきます。

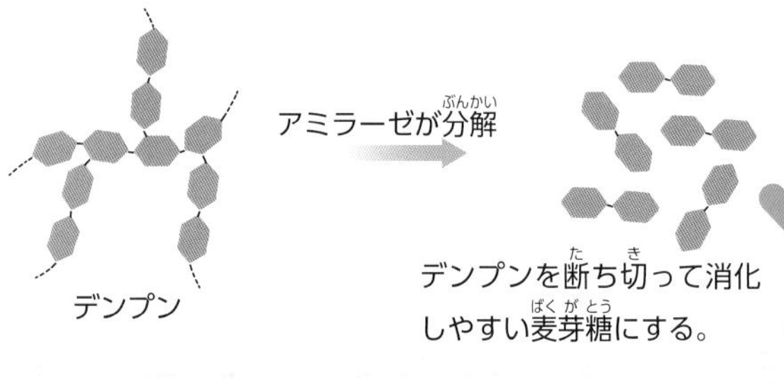

アミラーゼが分解《ぶんかい》
デンプン
デンプンを断《た》ち切《き》って消化しやすい麦芽糖《ばくがとう》にする。

おもな唾液腺《だえきせん》

大きな唾液腺《だえきせん》には、舌下腺《ぜっかせん》・顎下腺《がっかせん》・耳下腺《じかせん》がある。唾液《だえき》は、健康《けんこう》な人では1日に1ℓも出るといわれている。

消化以外《いがい》の唾液《だえき》の働《はたら》き

のどを通りやすくする

唾液《だえき》が加《くわ》わることで食べ物がまとまり、のどの通りがよくなる。

味を感じやすくする

唾液《だえき》は味を感じる部分に食べ物を届《とど》ける役目をする。

口の中を清潔《せいけつ》に保《たも》つ

歯や口の中に残《のこ》った食べかすを流し、口の中を清潔《せいけつ》にする。

細菌《さいきん》からからだを守る

からだを守る成分《せいぶん》が、口に細菌《さいきん》などが入るのも、入った細菌《さいきん》が増《ふ》えるのも防《ふせ》ぐ。

虫歯を防《ふせ》ぐ

唾液《だえき》の中のカルシウムやリン酸《さん》が、虫歯になるのを防《ふせ》ぐ。

口の中のうるおいを保《たも》つ

口がかわくのを防《ふせ》ぎ、舌《した》や歯がすれてきずつくことも防《ふせ》ぐ。

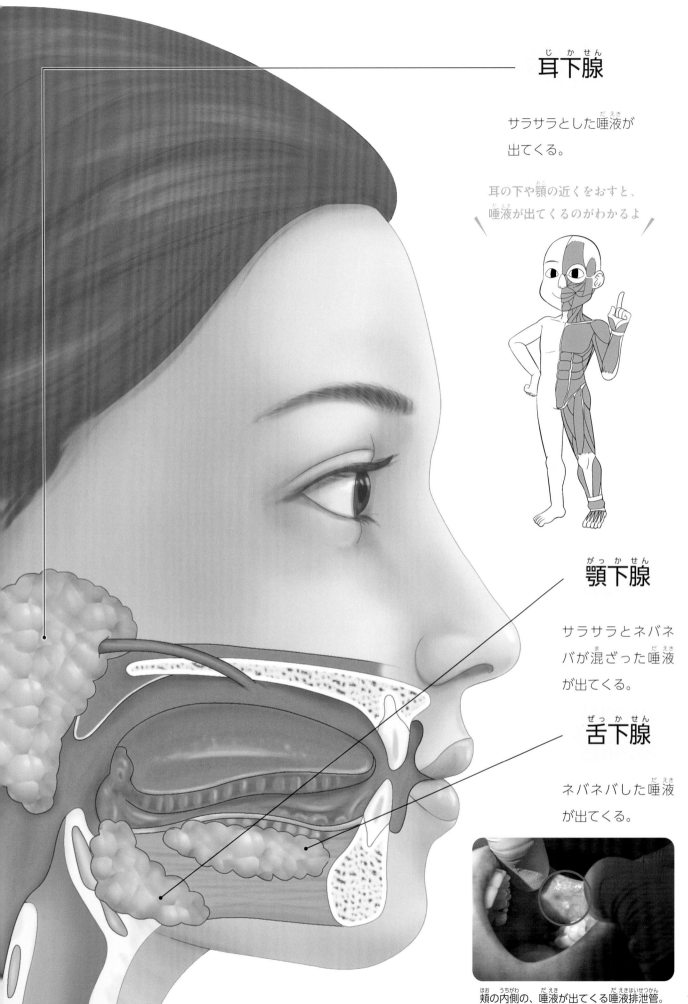

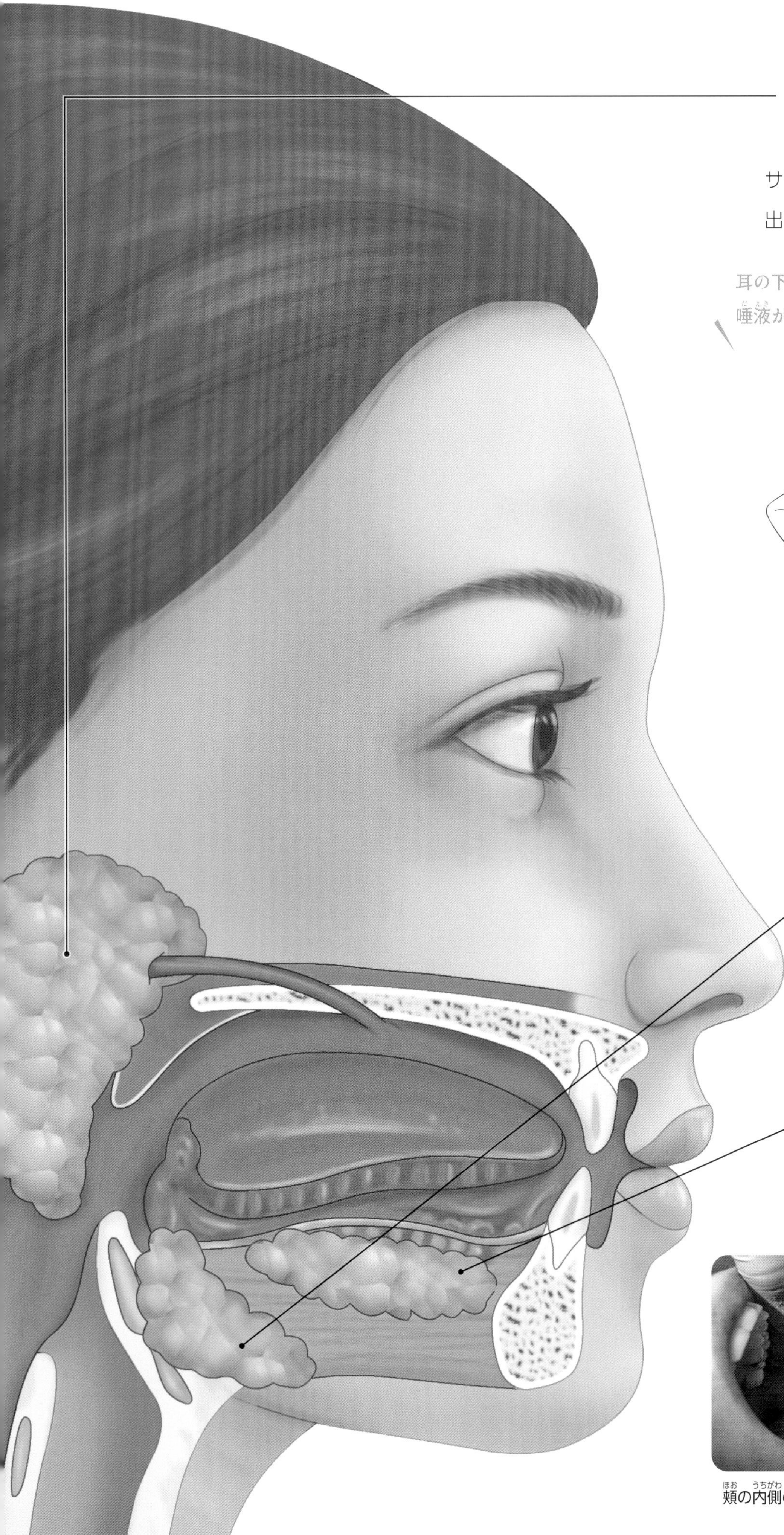

耳下腺《じかせん》

サラサラとした唾液《だえき》が出てくる。

耳の下や顎《あご》の近くをおすと、唾液《だえき》が出てくるのがわかるよ

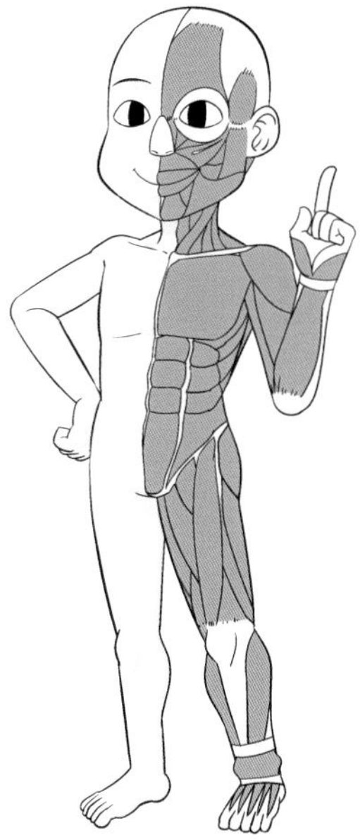

顎下腺《がっかせん》

サラサラとネバネバが混《ま》ざった唾液《だえき》が出てくる。

舌下腺《ぜっかせん》

ネバネバした唾液《だえき》が出てくる。

頬《ほお》の内側《うちがわ》の、唾液《だえき》が出てくる唾液排泄管《だえきはいせつかん》。

Q 食べ物がつまらずに胃《い》に届《とど》くのはどうして？

A のどから続《つづ》く食道の筋肉《きんにく》が動いて、胃《い》に運ぶんだよ。

のどの奥《おく》から胃《い》をつないでいるのが食道です。食道は１本の細長いホースのような筒《つつ》状《じょう》の管《くだ》です。

食べ物は、単《たん》に食道の上から下へ落ちていくというわけではありません。食道の筋肉《きんにく》に食べ物がふれて、のびたり縮《ち》んだりする運動をくり返しながら胃《い》へと送っているのです。この筋肉《きんにく》が次々《つぎつぎ》にのび縮《ちぢ》みして少しずつ食べ物を次の消化管《しょうかかん》に送ることを「ぜんどう運動」といいます。横になってねたまま食べ物を食べたとしても、ちゃんと胃《い》に送られていくのは、このぜんどう運動の働《はたら》きがあるからです。

そして、食道と胃《い》をつなぐ部分の筋肉《きんにく》は、食道からは食べ物を送り込《こ》んでも、胃《い》から食べ物がもどらないようにする働《はたら》きをしています。歳《とし》を取るなどしてこの筋肉《きんにく》が弱まると、胃液《いえき》（→ p18）が逆流《ぎゃくりゅう》しやすくなります。

食べ物の通り道

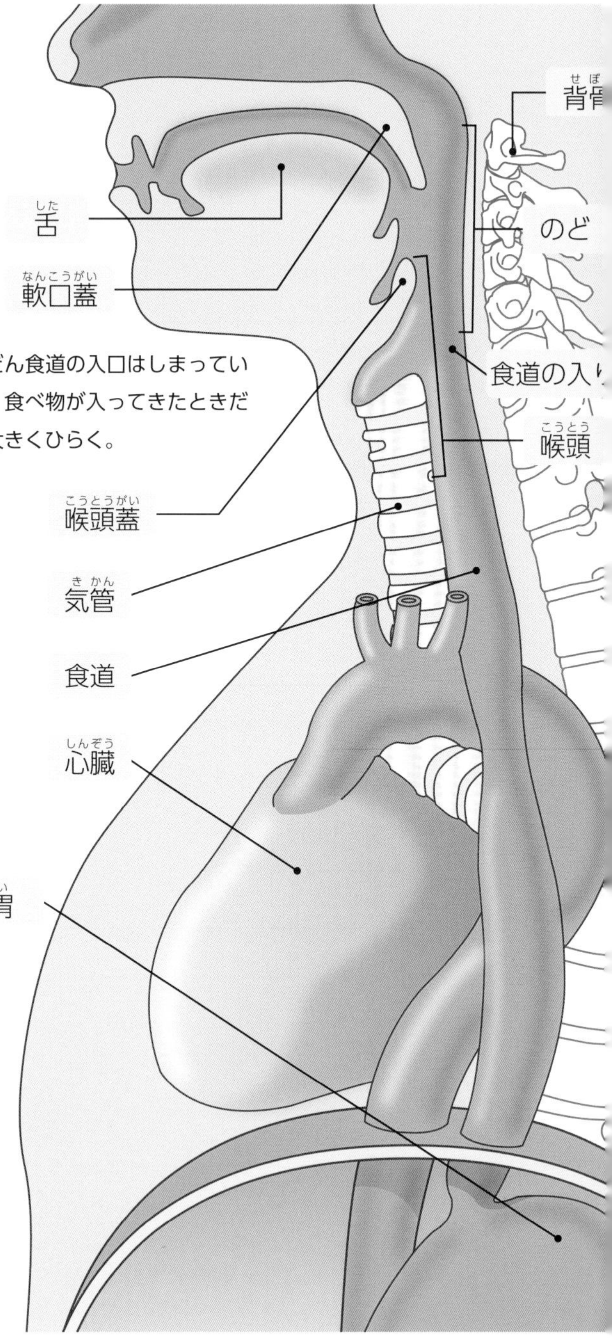

背骨《せぼ》
のど
食道の入り
喉頭《こうとう》
舌《した》
軟口蓋《なんこうがい》
ふだん食道の入口はしまっていて、食べ物が入ってきたときだけ大きくひらく。
喉頭蓋《こうとうがい》
気管《きかん》
食道
心臓《しんぞう》
胃《い》

横から見ると、食道は呼吸《こきゅう》をする気管《きかん》と背骨《せぼね》のあいだに位置《いち》している。のどのいちばん上の食道の入口から胃《い》まで真っすぐ続《つづ》く１本の管《くだ》だ。

食道とぜんどう運動

食道は、のどの奥《おく》から胃《い》に食べ物を送る筋《きん》肉《にく》の管《くだ》。長さ約《やく》25cm、太さ約《やく》2cmほどになる。

食べ物を飲《の》み込《こ》むしくみ

①

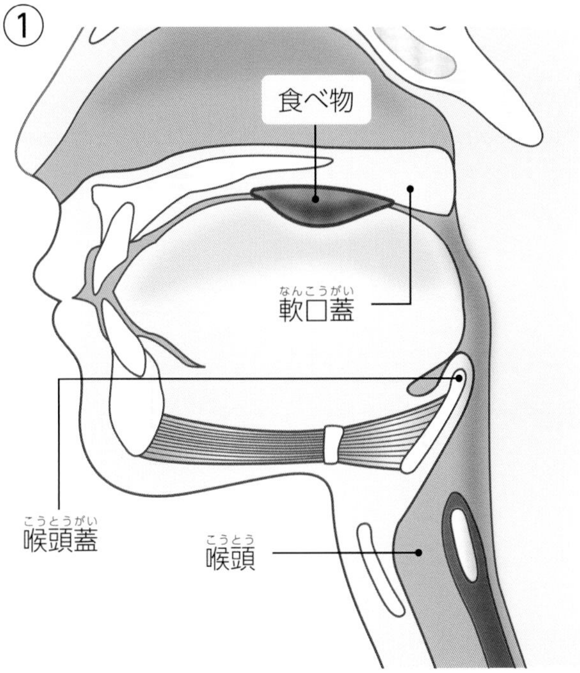

食べ物が歯でくだかれると、鼻に食べ物が流《なが》れ込《こ》まないよう、軟口蓋《なんこうがい》という鼻の奥《おく》のふたが閉まる。

②

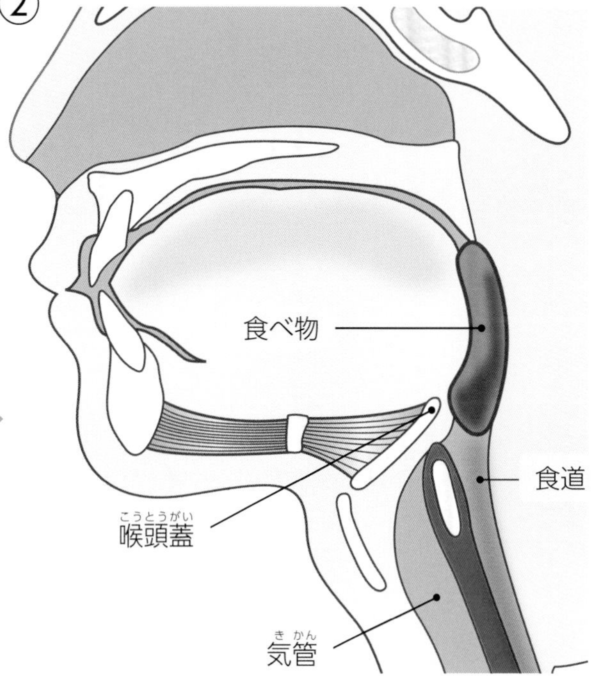

食べ物が口の奥《おく》に届《とど》くと、空気の通り道に食べ物がいかないように、喉頭《こうとう》の上部にある喉頭蓋《こうとうがい》が上がって気管《きかん》が閉《と》じ、食道がひらく。

③

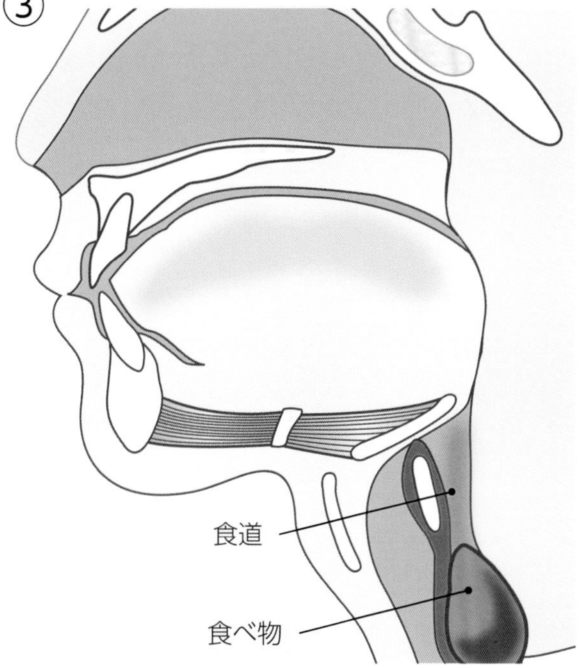

舌《した》が動いて食べ物を食道に送る。この①〜③の動きは、くり返し自動的《じどうてき》に行われる。

食べ物を胃《い》へと送る作業は、
意識《いしき》していなくても
自然《しぜん》に行われているんだ

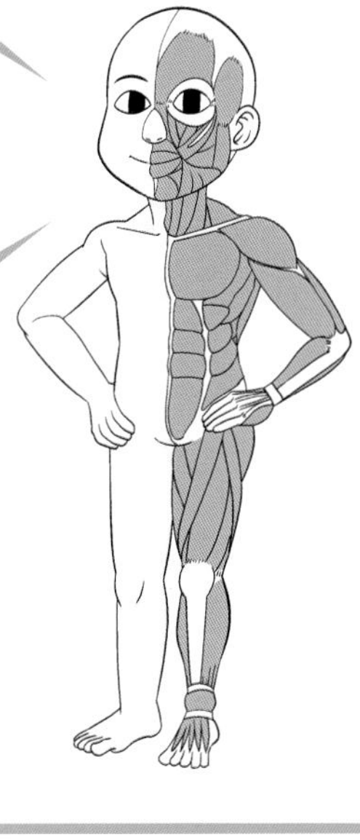

Q よく胃《い》ぶくろっていうけど、どんなふくろ？

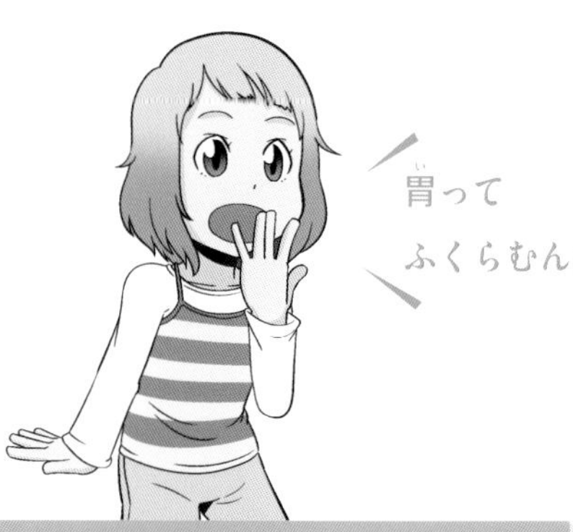
胃《い》って
ふくらむんだね

A のびたり縮《ちぢ》んだり、自由にかたちがかわる筋肉《きんにく》でできたふくろなんだ。

胃《い》は、筋肉《きんにく》でできたふくろで、のび縮《ちぢ》みが自由にできます。このため、おなかがすいているときはぺちゃんこで、たった50mℓくらいの容量《ようりょう》のふくろですが、たくさん食べると最大《さいだい》で２ℓほどの食べ物を入れることができるのです。

胃《い》の内側《うちがわ》は、粘膜層《ねんまくそう》、筋層《きんそう》、しょう膜層《まくそう》という３層《そう》のつくりになっており、粘膜層《ねんまくそう》からは、胃液《いえき》が分泌《ぶんぴつ》されます。胃液《いえき》は消化酵素《しょうかこうそ》と胃酸《いさん》と粘液《ねんえき》をふくんでいます。消化酵素《しょうかこうそ》はタンパク質《しつ》を分解《ぶんかい》し、胃酸《いさん》は食べ物が胃《い》の中でくさってしまうことを防《ふせ》ぎます。胃酸《いさん》はとても強い酸性《さんせい》ですが、胃《い》は自分を溶《と》かすことはありません。なぜなら、胃液《いえき》にふくまれる粘液《ねんえき》が、1mmほどのバリアをつくって胃《い》を守ってくれるからです。

胃《い》のつくり

3種類《しゅるい》のちがう性質《せいしつ》の筋肉《きんにく》でできている。いちばん内側《うちがわ》はななめ方向に走る筋肉《きんにく》、真ん中は輪《わ》っか状《じょう》の筋肉《きんにく》、外側《そとがわ》は縦方向《たてほうこう》に走る筋肉《きんにく》。

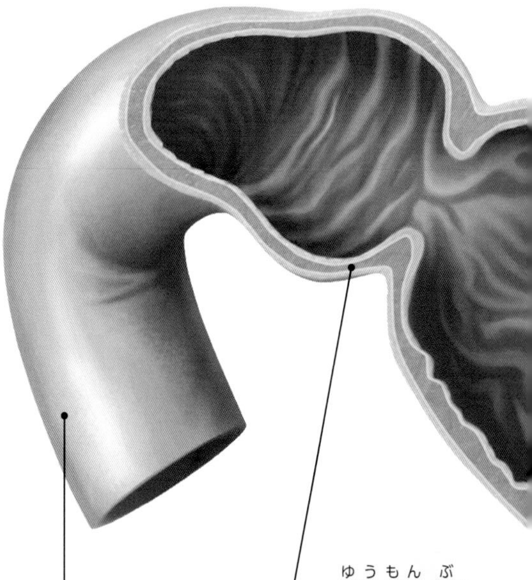
噴門部《ふんもんぶ》
胃の入り口の部分。食道へ食べ物がもどらないようにしている。
幽門部《ゆうもんぶ》
胃《い》の出口の部分。十二《じゅうに》指腸《しちょう》へ食べ物を送るための調節《ちょうせつ》をしている。
十二指腸《じゅうにしちょう》（→ p22）

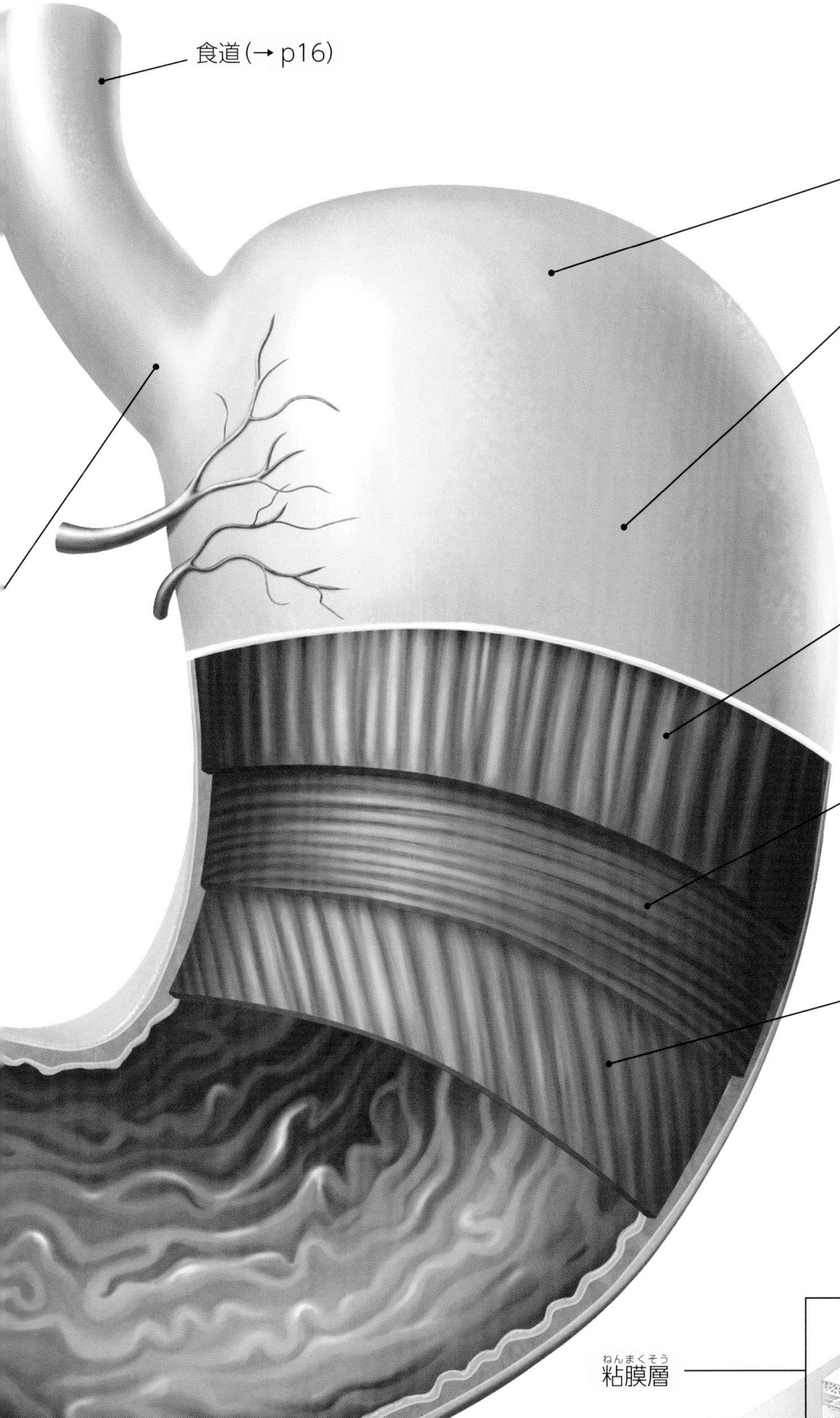

胃底部《いていぶ》

胃《い》の左側《ひだりがわ》の上のほう。

胃体部《いたいぶ》

胃《い》の全体。

縦走筋《じゅうそうきん》

外側《そとがわ》に縦《たて》に走る筋肉《きんにく》。

輪状筋《りんじょうきん》

真ん中の輪《わ》っか状《じょう》の筋肉《きんにく》。

斜走筋《しゃそうきん》

内側《うちがわ》にななめに走る筋肉《きんにく》。

胃《い》の内部のしくみ

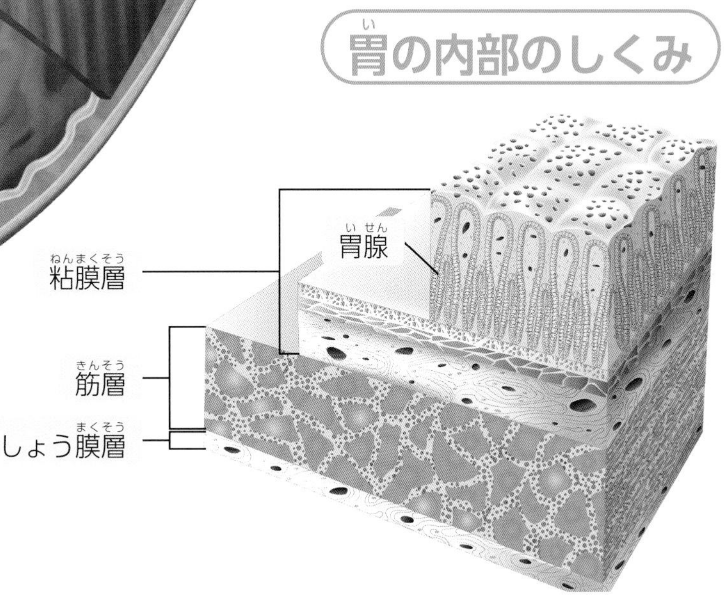

粘膜層《ねんまくそう》は、ひだ状《じょう》になっていて、表面にはたくさんの胃液《いえき》を出す「胃腺《いせん》」がある。

胃酸《いさん》

胃《い》が分泌《ぶんぴつ》する胃酸《いさん》はとても強力。ストレスや暴飲暴食《ぼういんぼうしょく》などで胃液《いえき》のバランスがくずれると、胃粘膜《いねんまく》をきずつけ、胃潰瘍《いかいよう》という病気の原因《げんいん》になる。

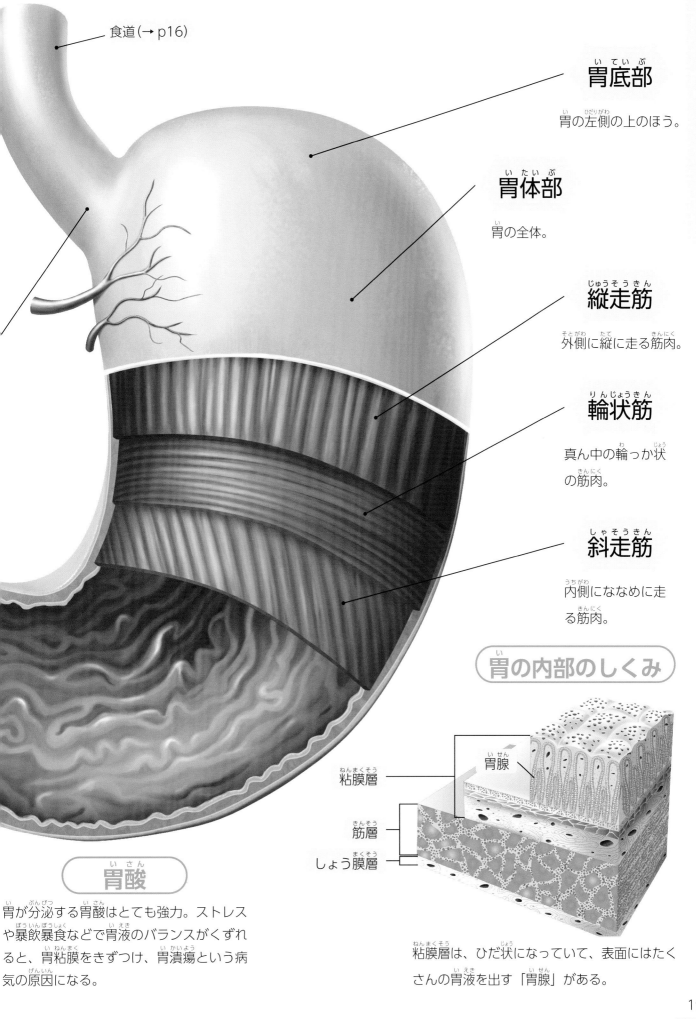

ふくらんだりしぼんだり、胃《い》はどんな働《はたら》きをしているの？

A

胃《い》に入ってきた食べ物を、ためて、混《ま》ぜて、小腸《しょうちょう》に送っているんだ。

食べ物が入ってくると、胃《い》は少しのあいだ食べ物をためて、胃液《いえき》を混《ま》ぜ合《あ》わせながら細かくして、少しずつ小腸《しょうちょう》に送っていきます。胃《い》はくびれたり広がったりしながら、とてもゆっくり動きます。これは胃《い》が３つの筋肉《きんにく》（→ p18）でできているため、波をうつように交互《こうご》に食べ物を混《ま》ぜ合《あ》わせるからです。この動きもぜんどう運動です（→ p16）。胃《い》に食べ物が入ってから、平均《へいきん》で２～４時間かけて小腸《しょうちょう》に送《おく》り届《とど》け、胃《い》はからっぽになります。

胃《い》の内側《うちがわ》から出る胃液《いえき》にはタンパク質《しつ》の消《しょう》化酵素《かこうそ》であるペプシンがふくまれています。胃《い》で小さくされたタンパク質《しつ》は、さらに小《しょう》腸《ちょう》のはじまりの十二指腸《じゅうにしちょう》（→ p22）で消化が進みます。

食べ物を送るしくみ

食べ物をためた胃《い》は、ぜんどう運動を行い、食べ物を混《ま》ぜてから小腸《しょうちょう》に送る。

ためる

胃《い》は、食べ物が入ってくると大きく広がる。

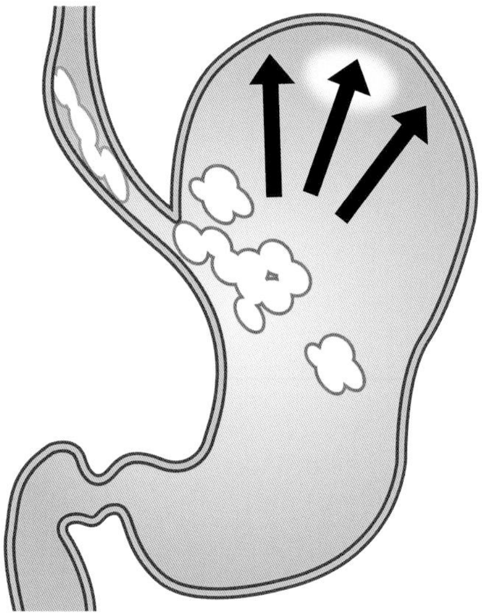

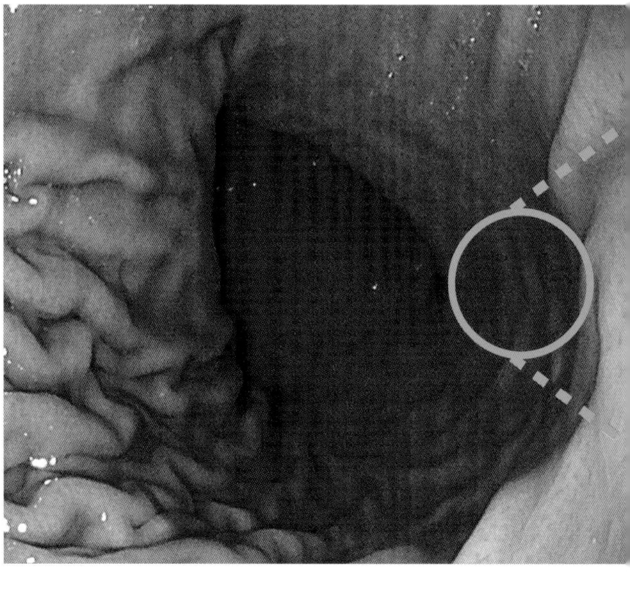

胃《い》の中を内視鏡《ないしきょう》カメラで見たもの。

溶《と》けないはずの胃《い》が溶《と》ける？

胃《い》酸《さん》でも溶《と》けないはずの胃《い》。ところが、胃《い》も溶《と》けることがあります。その原因《げんいん》が「ヘリコバクター・ピロリ」という細菌《さいきん》です。ピロリ菌《きん》はアンモニアをつくって胃《い》をきずつけ、これががんの原因《げんいん》になることもあります。しかし、ピロリ菌《きん》は薬《くすり》で退治《たいじ》することができます。

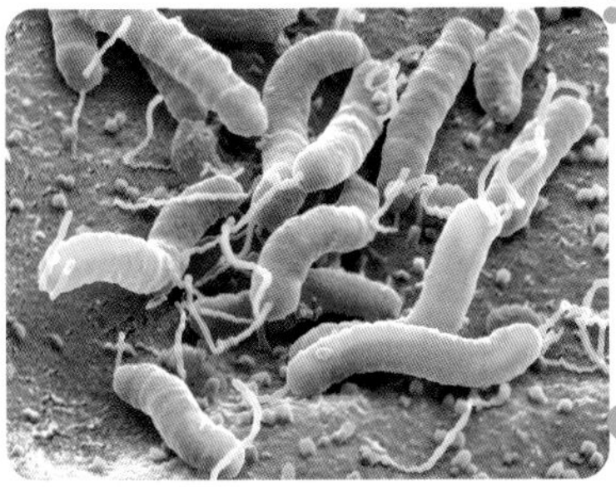

▲ヘリコバクター・ピロリを着色した電《でん》子顕微鏡《しけんびきょう》写真《しゃしん》。

混《ま》ぜる

胃《い》の筋肉《きんにく》が動き、胃液《いえき》と食べ物を混《ま》ぜ合《あ》わせる。

送る

十分に混《ま》ぜ合《あ》わせたら、胃《い》の出口・幽門《ゆうもん》部《ぶ》がひらいて食べ物を十二指腸《じゅうにしちょう》へ送る。

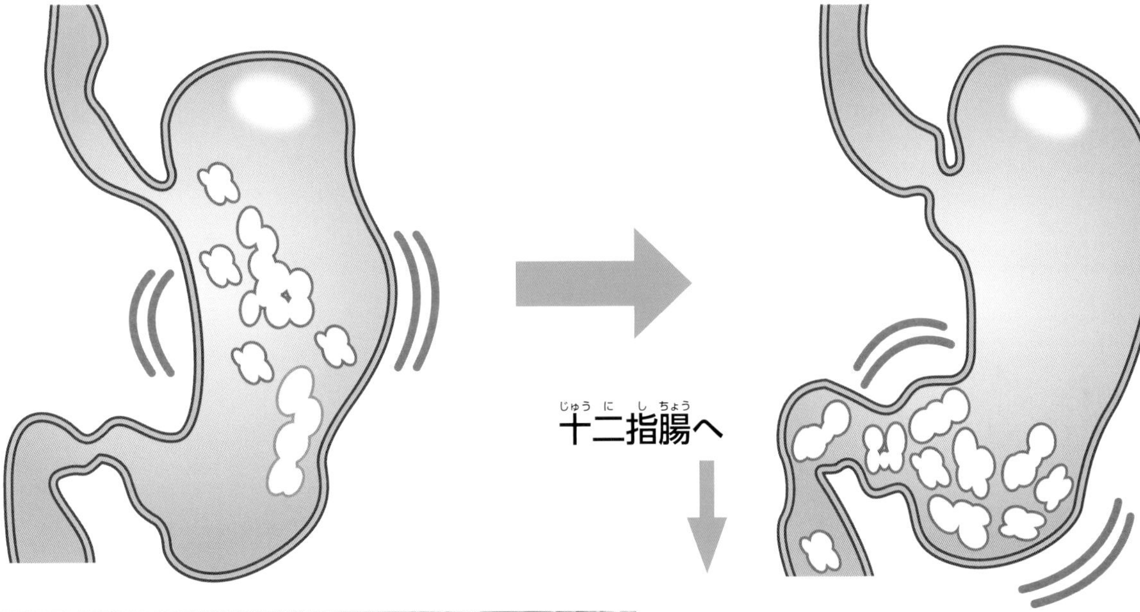
十二指腸《じゅうにしちょう》へ

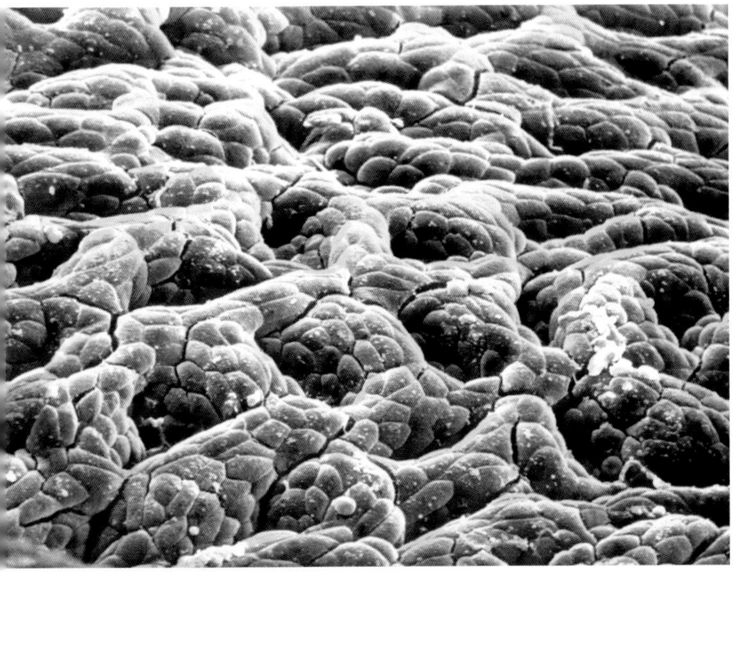

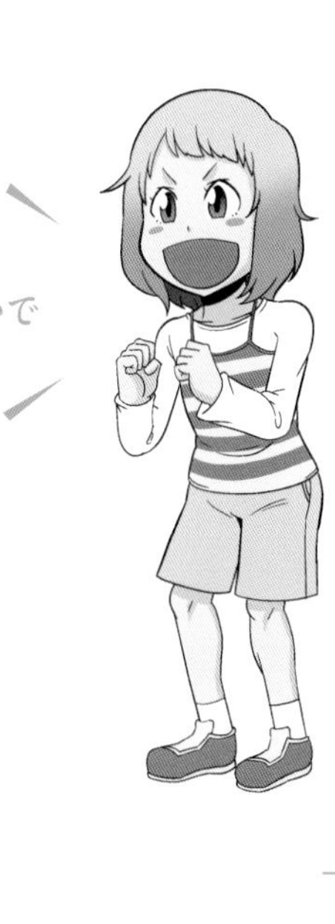
胃《い》のかべを大きくするとこうなっているんだ。穴《あな》がいっぱいで胃液《いえき》がたくさん出るね

胃《い》の粘膜《ねんまく》を電子顕微鏡《でんしけんびきょう》で見たもの。点々《てんてん》と穴《あな》のようにあいた部分が胃腺《いせん》で、ここから胃液《いえき》が出される。写真《しゃしん》は着色されている。

十二指腸《じゅうにしちょう》って腸《ちょう》なの？ どんな働《はたら》きをしているの？

小腸《しょうちょう》のはじまりで、食べ物と消化酵素《しょうかこうそ》を混《ま》ぜているんだ。

十二指腸《じゅうにしちょう》は、小腸《しょうちょう》のはじまりの部分です。十二指腸《じゅうにしちょう》という名前は、「指12本分の長さがあるから」とされていますが、本当は12本では少し不足で25cmほどあります。十二指腸《じゅうにしちょう》には、すい臓《ぞう》からつながる管《くだ》と、胆《たん》のうからつながる管《くだ》があります。食べ物が十二指腸《じゅうにしちょう》に送られてくると、すい臓《ぞう》からはすい液が、胆《たん》のうからは肝臓《かんぞう》でつくられた胆汁《たんじゅう》が入ってきます。すい液《えき》には、タンパク質《しつ》を分解《ぶんかい》するトリプシン、デンプンを分解《ぶんかい》するアミラーゼ、脂肪《しぼう》を分解《ぶんかい》するリパーゼなどの消化酵素《しょうかこうそ》がふくまれています。胆汁《たんじゅう》には消化酵素《しょうかこうそ》がふくまれていませんが、すい液《えき》による脂肪《しぼう》の消化を助けます。すい液《えき》と胆汁《たんじゅう》を、食べ物に混《ま》ぜることで消化が進みます。さらに、消化して栄養《えいよう》を吸収《きゅうしゅう》するため、小腸《しょうちょう》へ食べ物を送ります。

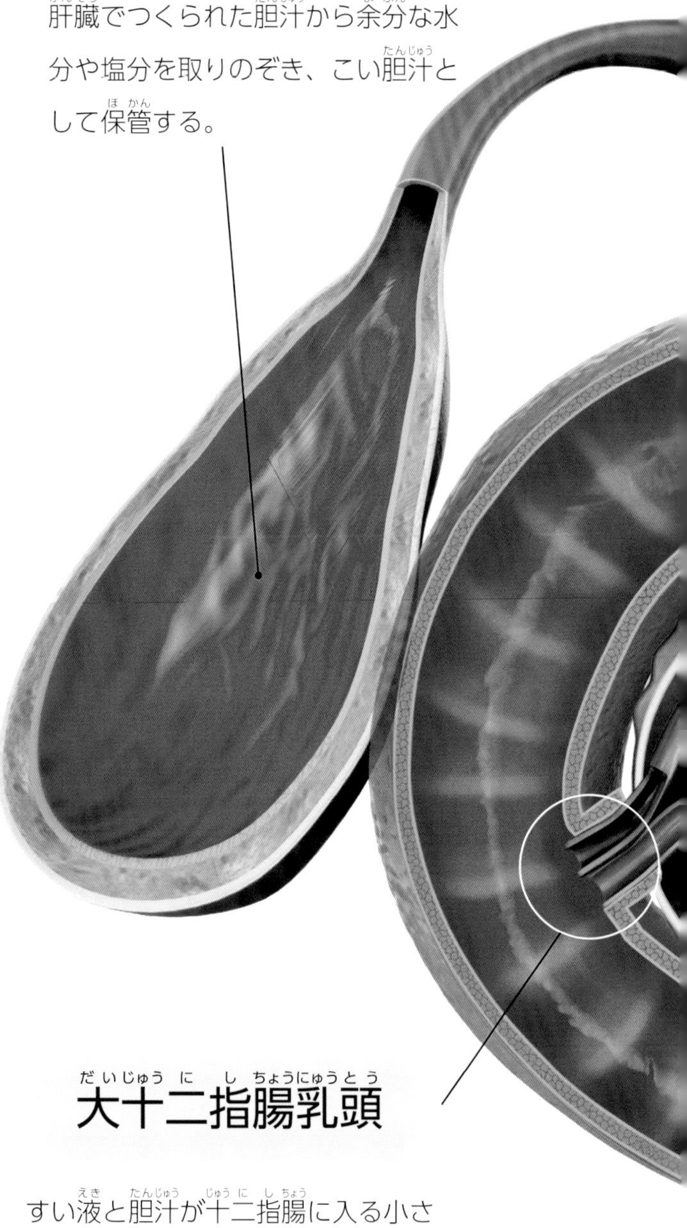
胆《たん》のう（胆汁《たんじゅう》）
肝臓《かんぞう》でつくられた胆汁《たんじゅう》から余分《よぶん》な水分や塩分を取りのぞき、こい胆汁《たんじゅう》として保管《ほかん》する。
大十二指腸乳頭《だいじゅうにしちょうにゅうとう》
すい液《えき》と胆汁《たんじゅう》が十二指腸《じゅうにしちょう》に入る小さな穴《あな》。

十二指腸《じゅうにしちょう》のしくみ

十二指腸《じゅうにしちょう》は、すい臓《ぞう》と胆《たん》のうに管《くだ》でつながり、消化液《しょうかえき》が送られてくる。ここから本格《ほんかく》的《てき》な消化がはじまる。

COLUMN

すい臓《ぞう》には島がある!?

すい臓《ぞう》には消化液《しょうかえき》などを分泌《ぶんぴつ》する外分泌細胞《がいぶんぴつさいぼう》(→6巻《かん》)と、ホルモンなどを分泌《ぶんぴつ》する内分泌細胞《ないぶんぴつさいぼう》があります。ほとんどが外分泌細胞《がいぶんぴつさいぼう》で、その中に海に浮《う》かぶ島のような内《ない》分泌細胞《ぶんぴつさいぼう》があります。そのため、発見者のランゲルハンスにちなみ、「ランゲルハンス島」とよびます。

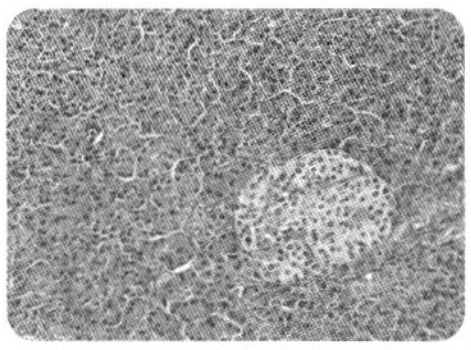

少し色のうすい丸い部分がランゲルハンス島。着色した電子顕微鏡写真《でんしけんびきょうしゃしん》。

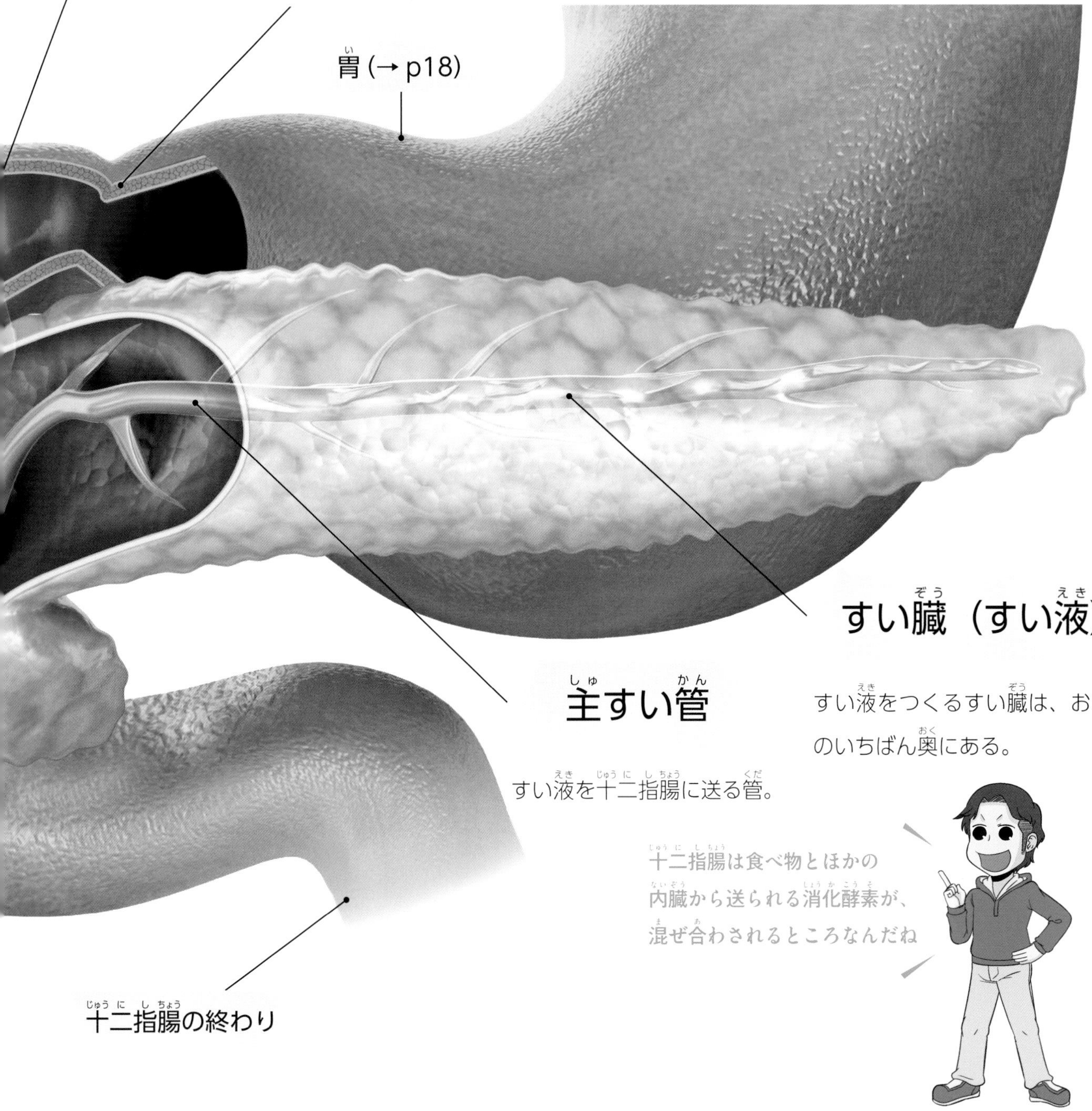

総胆管《そうたんかん》
胆汁《たんじゅう》を十二指腸《じゅうにしちょう》に送る管《くだ》。
十二指腸《じゅうにしちょう》のはじまり
胃《い》(→ p18)
すい臓《ぞう》(すい液《えき》)
すい液《えき》をつくるすい臓《ぞう》は、おなかのいちばん奥《おく》にある。
主《しゅ》すい管《かん》
すい液《えき》を十二指腸《じゅうにしちょう》に送る管《くだ》。
十二指腸《じゅうにしちょう》の終わり
十二指腸《じゅうにしちょう》は食べ物とほかの内臓《ないぞう》から送られる消化酵素《しょうかこうそ》が、混《ま》ぜ合《あ》わされるところなんだね

胃《い》から送られてきた食べ物は小腸《しょうちょう》でどうやって消化するの？

A

消化酵素《しょうかこうそ》をふくんだ腸液《ちょうえき》によって食べ物をほとんど消化するんだ。

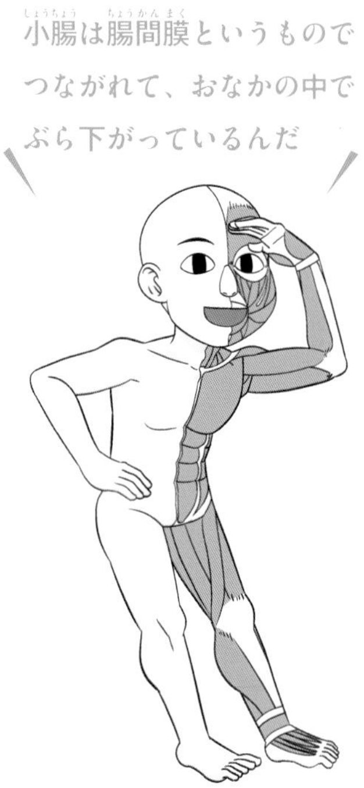

小腸《しょうちょう》は腸間膜《ちょうかんまく》というものでつながれて、おなかの中でぶら下がっているんだ

小腸《しょうちょう》（十二指腸《じゅうにしちょう》→ p22・空腸《くうちょう》・回腸《かいちょう》）は、消化と吸収《きゅうしゅう》を中心に行っているところです。たくさんの消化酵素《しょうかこうそ》をふくむ腸液《ちょうえき》をつくって分泌《ぶんぴつ》し、この消化酵素《しょうかこうそ》により胃《い》から送られてきたドロドロした食べ物が、ほぼ完全《かんぜん》に消化されます。腸液《ちょうえき》には消化酵素《しょうかこうそ》により、最終的《しゅうてき》にデンプンはブドウ糖《とう》に、タンパク質《しつ》はアミノ酸《さん》に分解《ぶんかい》されます。

広げた小腸《しょうちょう》の長さ

小腸《しょうちょう》の長さ　約《やく》6～7m

ポンプ車　約《やく》6.6m

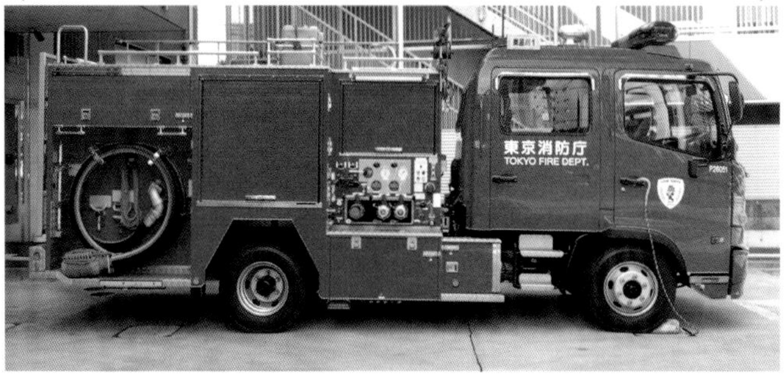

東京消防庁
TOKYO FIRE DEPT.

おとなの小腸《しょうちょう》を広げると、長さが約《やく》6～7mもある。全長約《やく》6.6mのポンプ車とほとんど同じ長さだ。

十二指腸《じゅうにしちょう》
(→ p22)

空腸《くうちょう》

十二指腸《じゅうにしちょう》から続《つづ》く空腸《くうちょう》は、小腸《しょうちょう》の前半5分の2をしめる。

回腸《かいちょう》

空腸《くうちょう》から続《つづ》き、小腸《しょうちょう》の後半5分の3をしめ、大腸《だいちょう》に向かって細くなる。

小腸《しょうちょう》

消化と吸収《きゅうしゅう》ばかりでなく、からだを守る働《はたら》き(→ p28)もしている。

いちばん長い内臓《ないぞう》、小腸《しょうちょう》

からだの中でいちばん長い内臓《ないぞう》、小腸《しょうちょう》。小腸《しょうちょう》は、十二指腸《じゅうにしちょう》・空腸《くうちょう》・回腸《かいちょう》から成《な》っている。

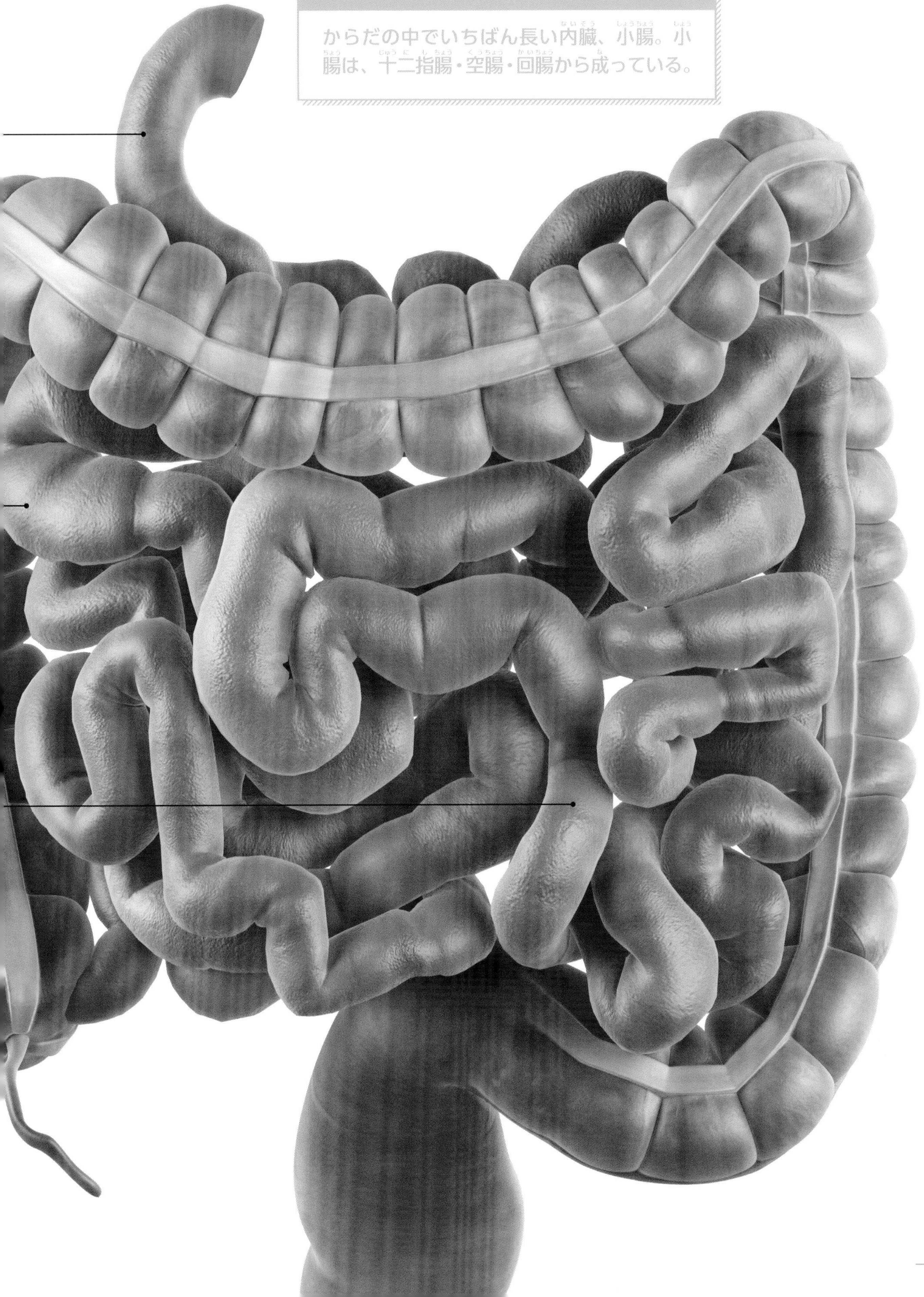

小腸《しょうちょう》で消化し終わったらどうやって栄養《えいよう》を吸収《きゅうしゅう》するの？

A 小腸《しょうちょう》で栄養《えいよう》を吸収《きゅうしゅう》する要《かなめ》は、びっしりと生えた微柔毛《びじゅうもう》なんだ。

小腸《しょうちょう》の内側《うちがわ》は、「柔毛《じゅうもう》」という円筒状《えんとうじょう》のたくさんのひだにおおわれています。そして、その１つ１つを腸《ちょう》の細胞《さいぼう》がおおいつくしています。腸《ちょう》の細胞《さいぼう》のそれぞれには、さらに細かい「微柔毛《びじゅうもう》」というひだが、およそ1000本も生えていて、ここから栄養《えいよう》が吸収《きゅうしゅう》されます。

この柔毛《じゅうもう》、微柔毛《びじゅうもう》をすべて広げると200m²近くもあり、バレーボルコート１面より広くなります。腸《ちょう》の表面積《ひょうめんせき》を大きくすることで、より多くの栄養《えいよう》を吸収《きゅうしゅう》することが可能《かのう》になるわけです。ブドウ糖《とう》やアミノ酸《さん》は、毛《も》細血管《さいけっかん》から全身の細胞《さいぼう》へと送られていきます。脂肪酸《しぼうさん》とモノグリセリドはリンパ管《かん》に入り、最後《さいご》は血管《けっかん》と合流して全身の細胞《さいぼう》に送られます。また、水やミネラル、ビタミンなどの栄養素《えいようそ》も、この柔毛《じゅうもう》から小腸《しょうちょう》の血管《けっかん》の中へと入っていきます。

デンプンの吸収《きゅうしゅう》

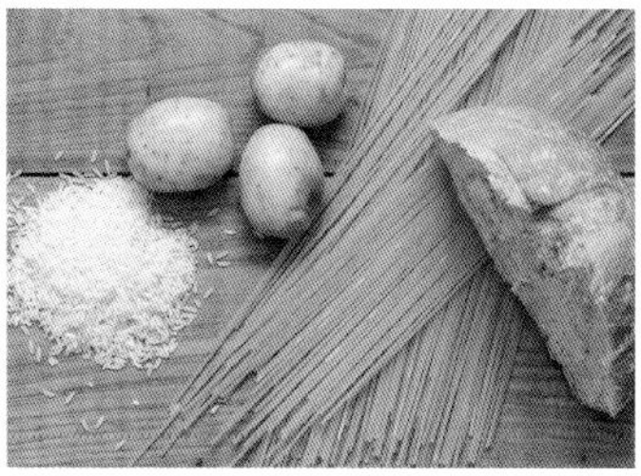

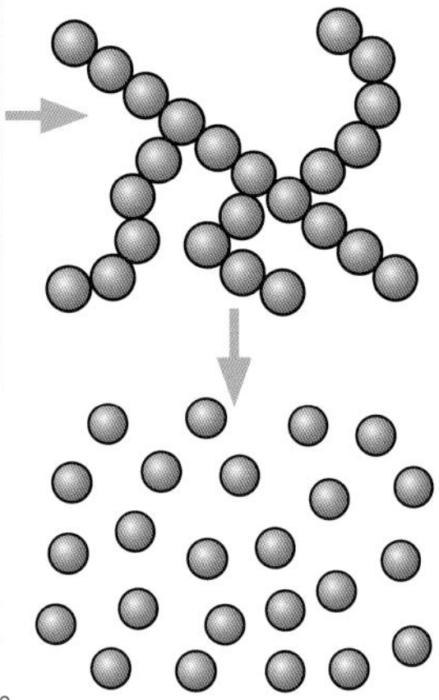

デンプンは唾液《だえき》の消化酵素《しょうかこうそ》、すい液《えき》や小腸《しょうちょう》の消化酵素《しょうかこうそ》の働《はたら》きでブドウ糖《とう》に分解《ぶんかい》され、柔毛《じゅうもう》から吸収《きゅうしゅう》される。その後、毛細血管《もうさいけっかん》→肝臓《かんぞう》→静脈《じょうみゃく》→心臓《しんぞう》（→４巻《かん》）の順《じゅん》に通って全身に行く。

タンパク質《しつ》の吸収《きゅうしゅう》

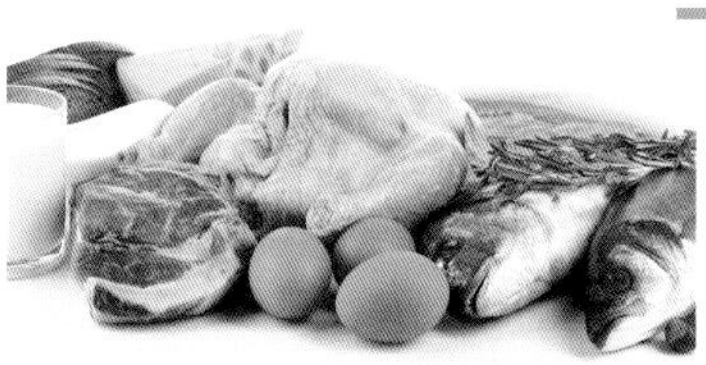

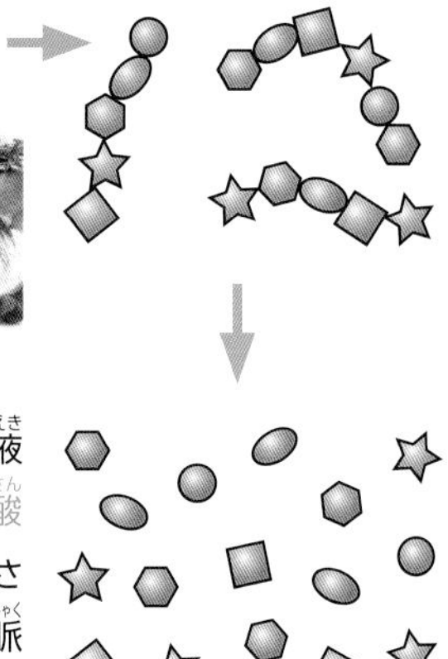

タンパク質《しつ》は胃《い》で一部分解《ぶんかい》され、すい液《えき》や小腸《しょうちょう》の消化酵素《しょうかこうそ》の働《はたら》きでアミノ酸《さん》（→６巻《かん》）に分解《ぶんかい》され、柔毛《じゅうもう》から吸収《きゅうしゅう》される。その後、毛細血管《もうさいけっかん》→肝臓《かんぞう》→静脈《じょうみゃく》→心臓《しんぞう》（→４巻《かん》）の順《じゅん》に通って全身に行く。

脂肪《しぼう》の吸収《きゅうしゅう》

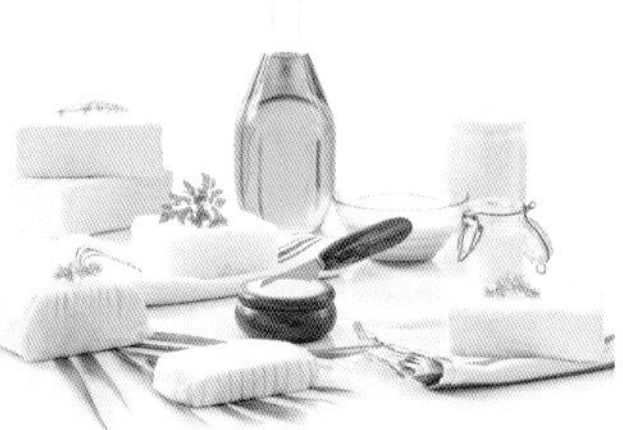

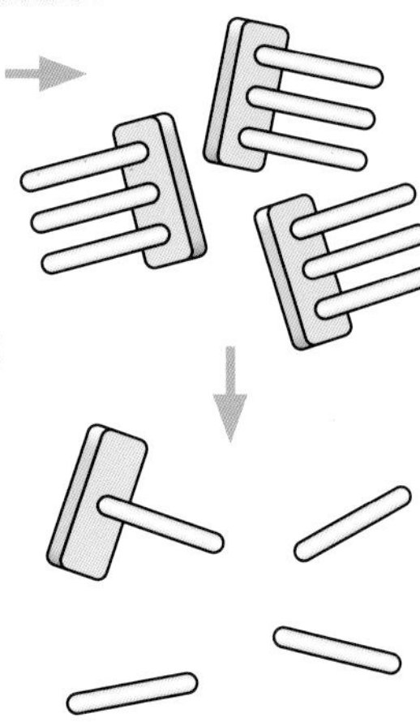

脂肪《しぼう》はすい液《えき》の消化酵素《しょうかこうそ》（リパーゼ）の働《はたら》きで脂肪酸《しぼうさん》とモノグリセリドに分解《ぶんかい》される。その後、柔毛《じゅうもう》から吸収《きゅうしゅう》され、リンパ管《かん》→静脈《じょうみゃく》→心臓《しんぞう》の順《じゅん》に通って全身に行く。

柔毛《じゅうもう》と吸収《きゅうしゅう》のしくみ

びっしりと生えている1つ1つの柔毛《じゅうもう》から、
栄養《えいよう》をむだなく吸収《きゅうしゅう》している。

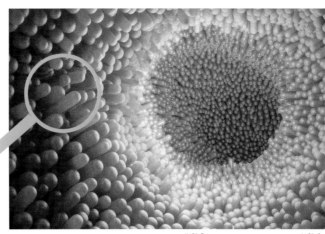

▲柔毛《じゅうもう》がびっしり生えている小腸《しょうちょう》。

柔毛《じゅうもう》の内部

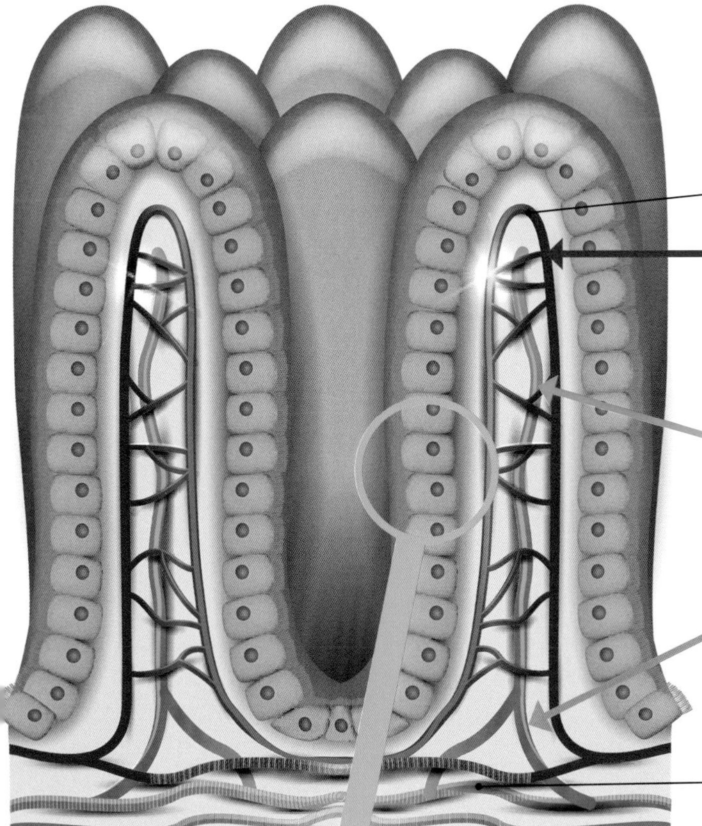

毛細血管《もうさいけっかん》

ブドウ糖《とう》 柔毛《じゅうもう》で吸収《きゅうしゅう》され毛細血管《もうさいけっかん》に入り肝臓《かんぞう》に送られる。一部は肝臓《かんぞう》にグリコーゲンとなってたくわえられ、そのほかは全身の細胞《さいぼう》に運ばれる。

アミノ酸《さん》 柔毛《じゅうもう》で吸収《きゅうしゅう》され毛細血管《もうさいけっかん》に入り肝臓《かんぞう》に送られる。一部は必要《ひつよう》に応《おう》じてタンパク質《しつ》にかえられ、そのほかは全身の細胞《さいぼう》に運ばれる。

脂肪酸《しぼうさん》 モノグリセリド 柔毛《じゅうもう》で吸収《きゅうしゅう》されると、再《ふたた》び脂肪《しぼう》になってリンパ管《かん》に入る。リンパ管《かん》は心臓《しんぞう》の近くで血管《けっかん》に流《なが》れ込《こ》み、全身の細胞《さいぼう》に送られる。

リンパ管《かん》

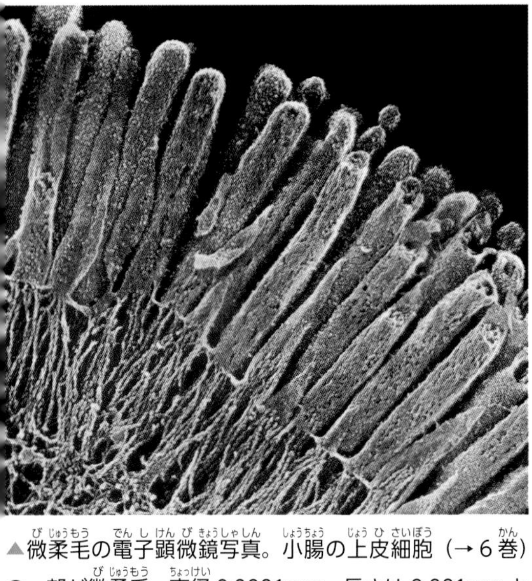

▲微柔毛《びじゅうもう》の電子顕微鏡写真《でんしけんびきょうしゃしん》。小腸《しょうちょう》の上皮細胞《じょうひさいぼう》（→6巻《かん》）の一部が微柔毛《びじゅうもう》。直径《ちょっけい》0.0001mm、長さは0.001mmと、髪《かみ》の毛《け》よりずっと細い。

COLUMN

リンパ管《かん》って何？　何が流れているの？

リンパ管《かん》は血管《けっかん》と同じように全身に張《は》りめぐらされています。静脈《じょうみゃく》のように心臓《しんぞう》の方向だけに流れるため、弁《べん》がついています。この中にはリンパ液《えき》という液《えき》体《たい》が流れています。これは毛細《もうさい》血管《けっかん》のとてもうすい膜《まく》をしみ出て細胞《さいぼう》と細胞《さいぼう》のあいだに入る、リンパ球《きゅう》（→6巻《かん》）をふくんだ液体《えきたい》です。血管内《けっかんない》とリンパ管内《かんない》を自由に移動《いどう》でき、免疫《めんえき》（→6巻《かん》）を担当《たんとう》しています。

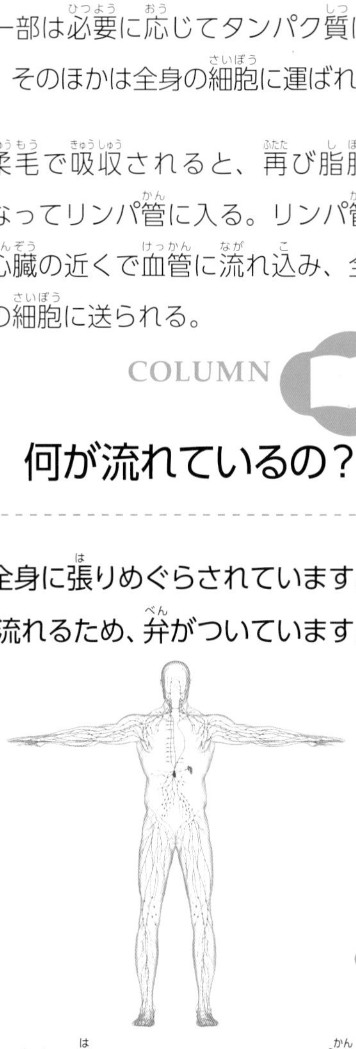

▲全身に張《は》りめぐらされているリンパ管《かん》。

小腸《しょうちょう》には消化と吸収《きゅうしゅう》のほかにどんな働《はたら》きがあるの？

A

小腸《しょうちょう》にはウイルスや菌《きん》からからだを守る「免疫《めんえき》」という働《はたら》きがあるんだ。

人のからだは、いつでもウイルスや細菌《さいきん》などからねらわれています。このウイルスや細菌《さいきん》からからだを守る働《はたら》きをしているのが「免疫《めんえき》」です。免疫細胞《めんえきさいぼう》（→６巻《かん》）はからだのいろいろなところにありますが、なかでも小腸《しょうちょう》に全身の 60％以上《いじょう》の免疫細胞《めんえきさいぼう》が集まっていることがわかっています。

特《とく》に、免疫《めんえき》の中心になっているのは、柔毛《じゅうもう》のあいだにある「パイエル板」です。パイエル板は、ほとんどが小腸《しょうちょう》の後半の回腸《かいちょう》にあって、大腸《だいちょう》に近くなるほど数も増《ふ》え、大きさも大きくなっていきます。パイエル板の数は年齢《ねんれい》によってかわり、12 歳《さい》では最《もっと》も多く 100 個《こ》を超《こ》えます。このパイエル板がウイルスや細菌《さいきん》を取《と》り込《こ》んで、退治《たいじ》してくれるのです。

からだを守るパイエル板

目に見えないほど小さなパイエル板が、免《めん》疫《えき》の中心を担《にな》っている。

パイエル板は抗体《こうたい》をつくっているんだよ。抗体《こうたい》はからだに入った病原菌《びょうげんきん》などの異物《いぶつ》を取りのぞくんだ

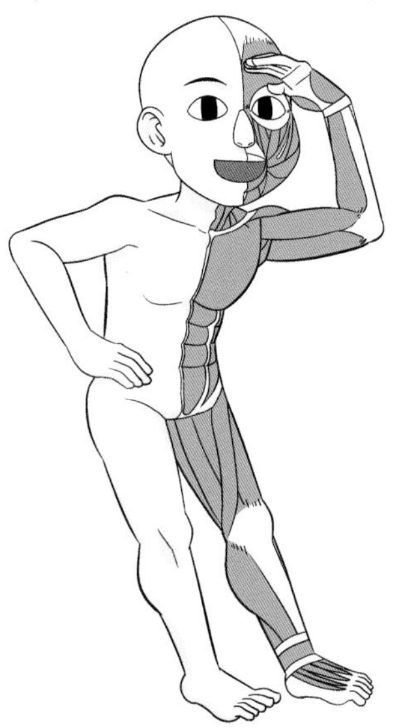

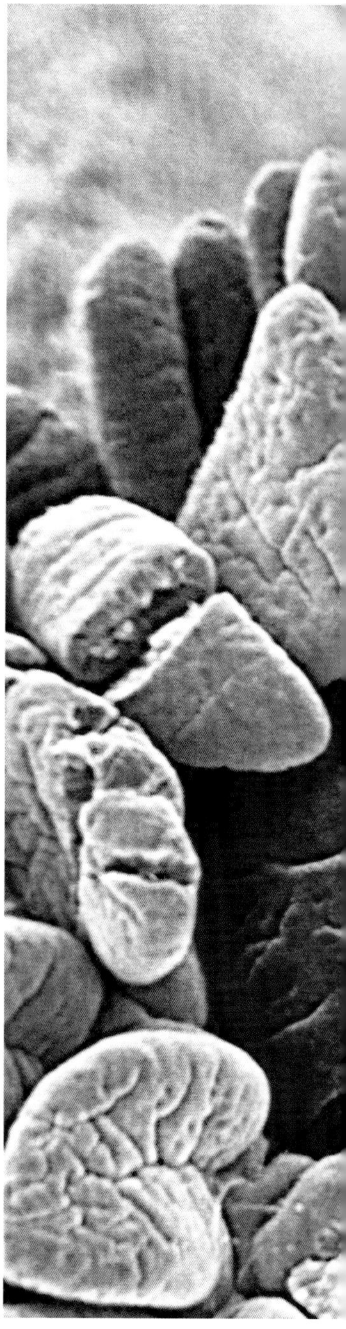

着色されたパイエル板の電子顕微鏡写真《でんしけんびきょうしゃしん》。

小腸《しょうちょう》は栄養《えいよう》の消化と吸収《きゅうしゅう》ばかりでなく、からだも守っているんだ

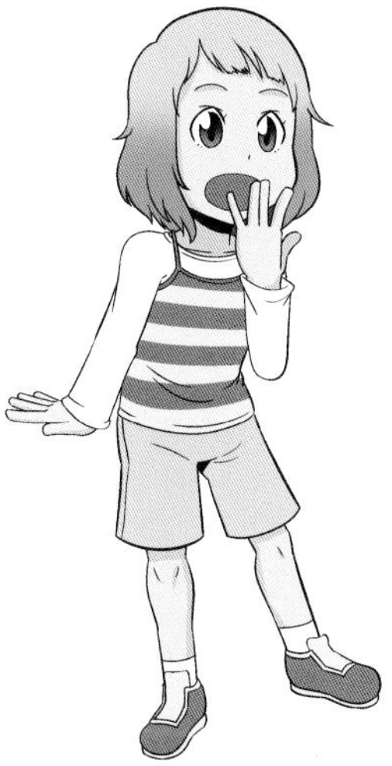

パイエル板は、小学生、特《とく》に高学年が多くもっているんだね

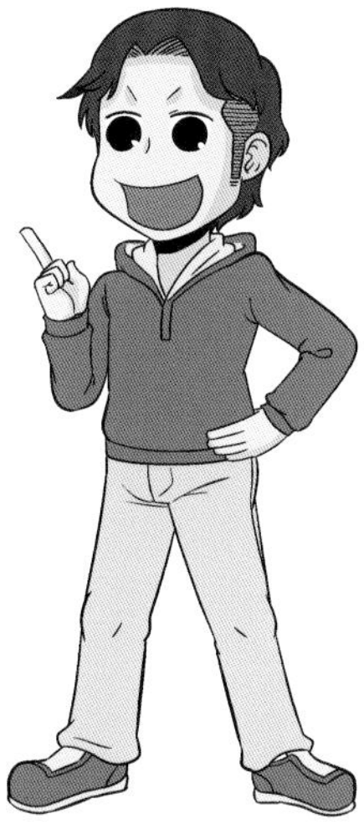

パイエル板

赤く染色《せんしょく》された部分がパイエル板。緑に染色《せんしょく》された柔毛《じゅうもう》のあいだにあり、たくさんの免疫細胞《めんえきさいぼう》が集まっている。

柔毛《じゅうもう》

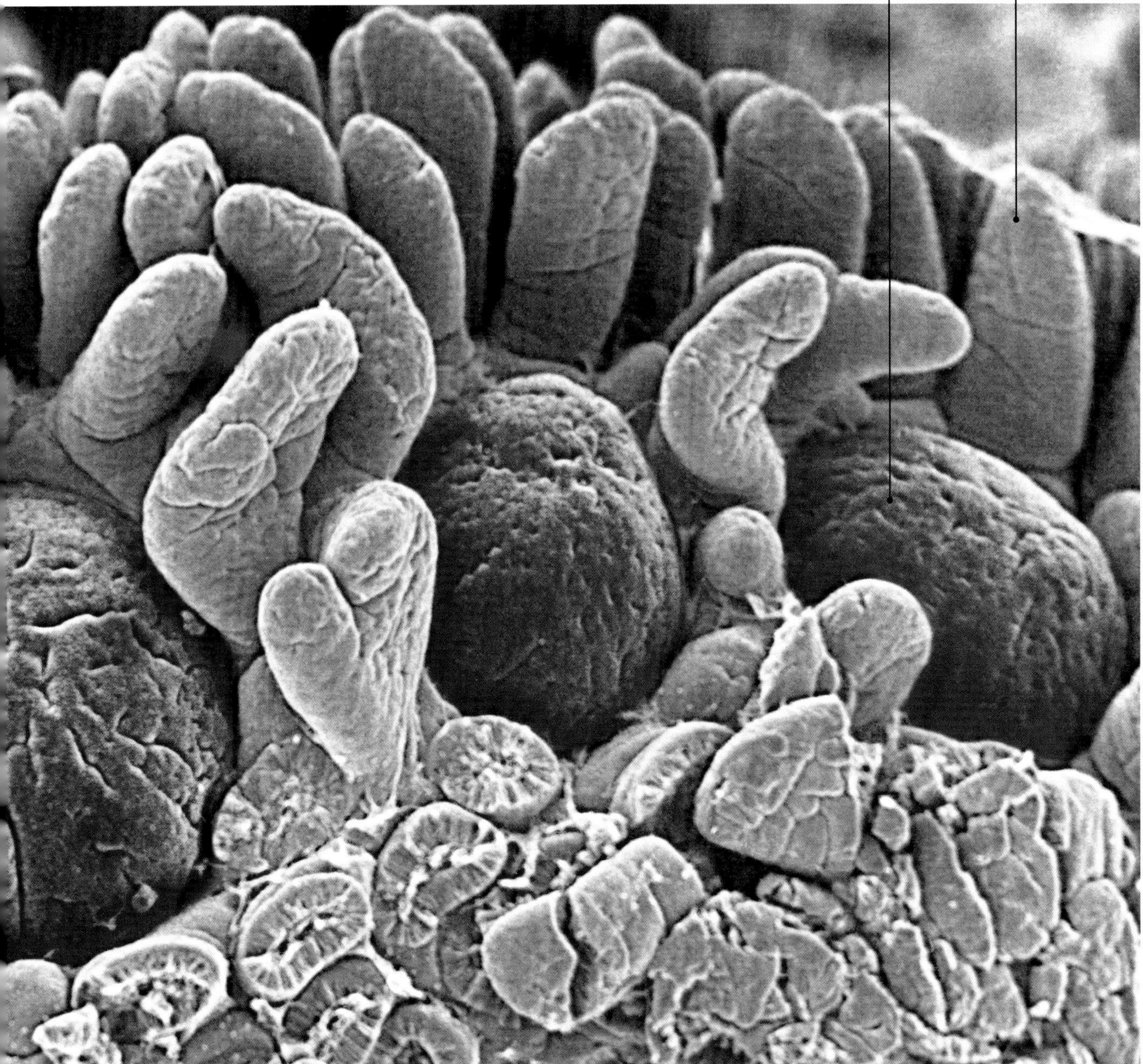

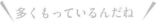

Q 大腸《だいちょう》はどんなつくりでどんな役割《やくわり》があるの？

A 大腸《だいちょう》はゆっくり動き、食べ物から水分をぬいてうんこをつくる。

大腸《だいちょう》は大きく盲腸《もうちょう》、結腸《けっちょう》、直腸《ちょくちょう》に分かれます。大腸《だいちょう》は消化の最終段階《さいしゅうだんかい》で、小腸《しょうちょう》から送られてきた食べ物のかすから、水分と、からだをつくる成分《せいぶん》のひとつであるミネラルなど、小腸《しょうちょう》で吸収《きゅうしゅう》しきれなかったものを、時間をかけて吸収《きゅうしゅう》します。水分が吸《す》い取《と》られることで、固形《こけい》のうんこになっていきます。大腸《だいちょう》は小腸《しょうちょう》よりも短いですが、小腸《しょうちょう》より太く、5cmほどあります。小腸《しょうちょう》のような柔毛《じゅうもう》はなく、消化液《しょうかえき》は分泌《ぶんぴつ》されません。

大腸《だいちょう》の内側《うちがわ》のしくみ

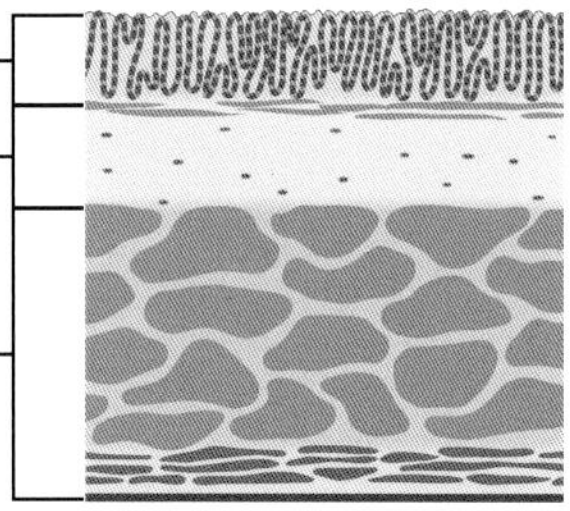

粘膜層《ねんまくそう》
筋層《きんそう》
しょう膜層《まくそう》

小腸《しょうちょう》と同じように内部は粘膜《ねんまく》と筋肉《きんにく》の層《そう》でできているが、小腸《しょうちょう》のような柔毛《じゅうもう》はない。

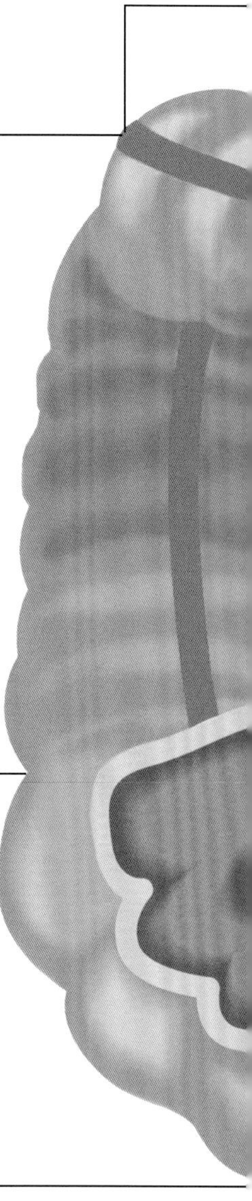

上行結腸《じょうこうけっちょう》
大腸《だいちょう》の結腸部分《けっちょうぶぶん》のはじまりで、右側《みぎがわ》のおなかを上がって肝臓《かんぞう》の下までの部分をいう。おなかの後ろに固定《こてい》されている。
盲腸《もうちょう》
大腸《だいちょう》のはじまりの部分で、大腸《だいちょう》と小腸《しょうちょう》のあいだには、逆流《ぎゃくりゅう》を防《ふせ》ぐ弁《べん》がついている。

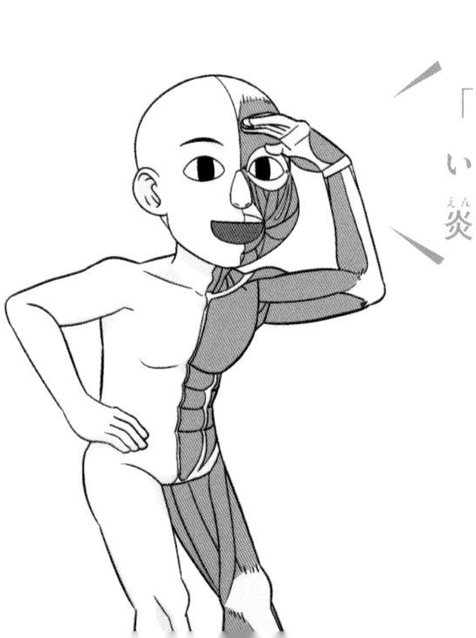

「盲腸《もうちょう》になった」っていうけど、本当は虫垂《ちゅうすい》に炎症《えんしょう》が起こるものなんだよ

時計回りに1周する大腸《だいちょう》

全長約《やく》1.5mの大腸《だいちょう》は、盲腸《もうちょう》→上行結腸《じょうこうけっちょう》→横行結腸《おうこうけっちょう》→下行結腸《かこうけっちょう》→S状結腸《エスじょうけっちょう》→直腸《ちょくちょう》と、小腸《しょうちょう》を取《と》り囲《かこ》んでいる。

結腸《けっちょう》の真ん中のラインは結腸《けっちょう》ヒモっていうんだって。
大腸《だいちょう》の筋肉《きんにく》が厚くなったもので、
手術《しゅじゅつ》するとき、このヒモがあるかないかで
小腸《しょうちょう》と大腸《だいちょう》を区別《くべつ》してるんだって

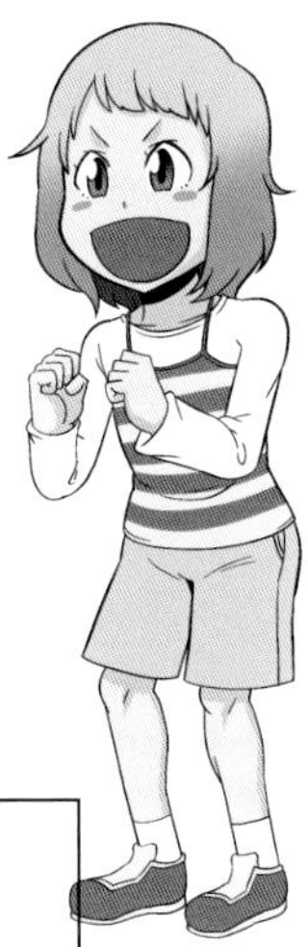

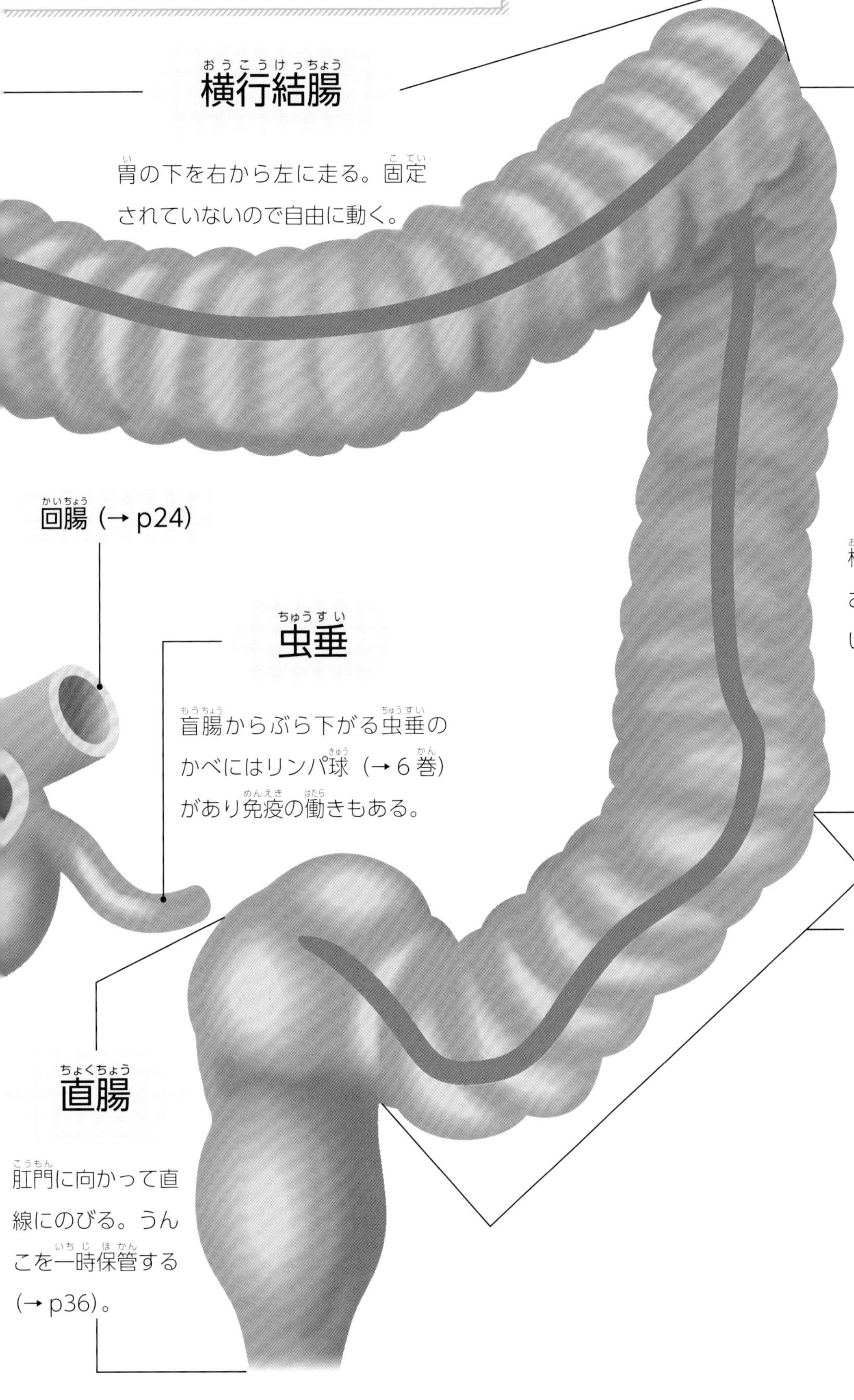

横行結腸《おうこうけっちょう》

胃《い》の下を右から左に走る。固定《こてい》されていないので自由に動く。

下行結腸《かこうけっちょう》

横行結腸《おうこうけっちょう》から下に向かい、おなかの後ろで固定《こてい》されている。

回腸《かいちょう》（→ p24）

虫垂《ちゅうすい》

盲腸《もうちょう》からぶら下がる虫垂《ちゅうすい》のかべにはリンパ球《きゅう》（→ 6巻《かん》）があり免疫《めんえき》の働《はたら》きもある。

S状結腸《エスじょうけっちょう》

結腸《けっちょう》の終わりの部分でS字《エスじ》に曲がりながら直腸《ちょくちょう》に続《つづ》く。

直腸《ちょくちょう》

肛門《こうもん》に向かって直線にのびる。うんこを一時保管《いちじほかん》する（→ p36）。

Q うんこになるまでにどれくらいの時間がかかるの？

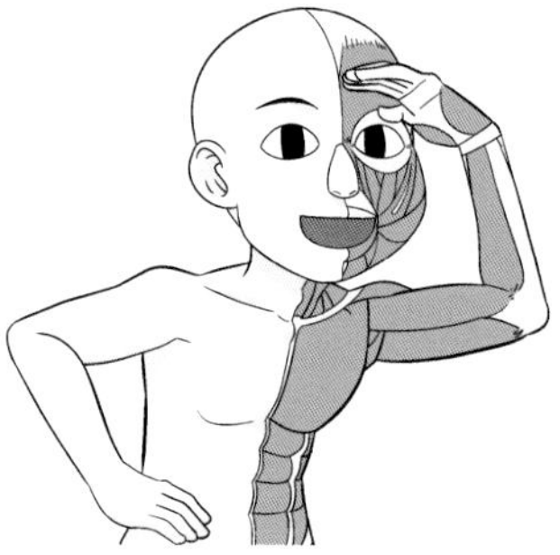

食物繊維《しょくもつせんい》には、水溶性《すいようせい》と
不溶性《ふようせい》があるんだよ。
水溶性《すいようせい》は小腸《しょうちょう》で栄養《えいよう》の吸収《きゅうしゅう》を
よくする働《はたら》きがあって、
不溶性《ふようせい》は大腸《だいちょう》をそうじしなが
移動《いどう》して、排便《はいべん》が
スムーズになるんだ

A 1日から、長いときで3日かかるよ。

食べたものはまず胃《い》で2～3時間ほどかけて分解《ぶんかい》・消化されます。次に小腸《しょうちょう》に送り出されて、5～8時間ほどかけて消化し栄養分《えいようぶん》と水分がからだに吸収《きゅうしゅう》されます。消化されない食《しょく》物繊維《もつせんい》はさらに大腸《だいちょう》に送り出されて、15～20時間かけて小腸《しょうちょう》で吸収《きゅうしゅう》しきれなかった水分を吸収《きゅうしゅう》し、うんこになります。

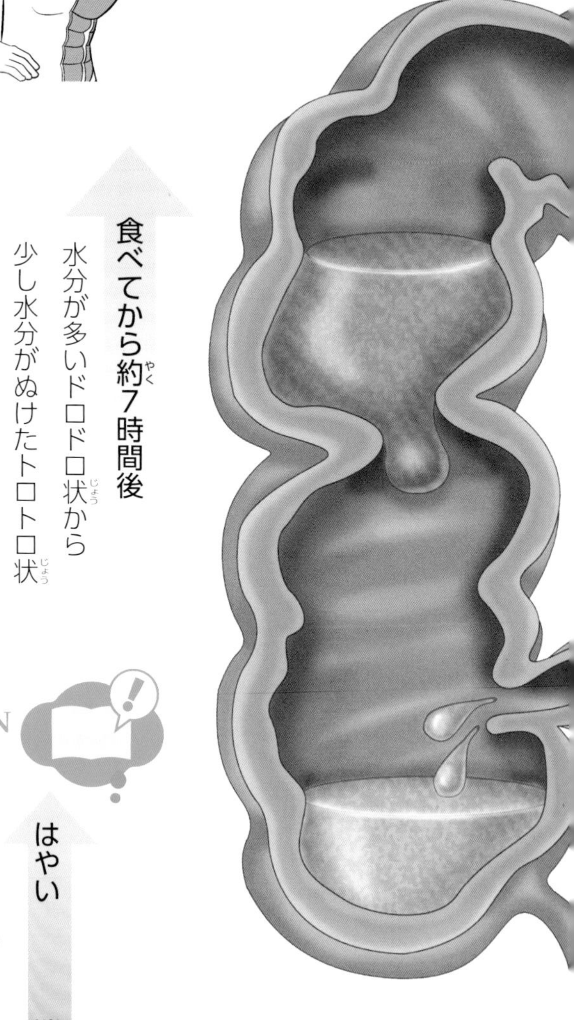

食べてから約《やく》7時間後
水分が多いドロドロ状《じょう》から
少し水分がぬけたトロトロ状《じょう》

COLUMN

健康的《けんこうてき》なうんことは？

健康的《けんこうてき》なうんこは、するっとむりなく出るバナナ状《じょう》で、においはあまりなく、1日1～2回が目安とされています。かたかったりコロコロのうんこは、大腸《だいちょう》の働《はたら》きが悪いおそれがあります。反対にやわらかかったり、水状《みずじょう》のうんこは細菌《さいきん》やアレルギー性《せい》の下痢《げり》の可能性《かのうせい》も。またにおいが強いのも要注意《ようちゅうい》です。うんこはいちばん身近で、自分で見てわかる健康《けんこう》チェック法《ほう》のひとつです。

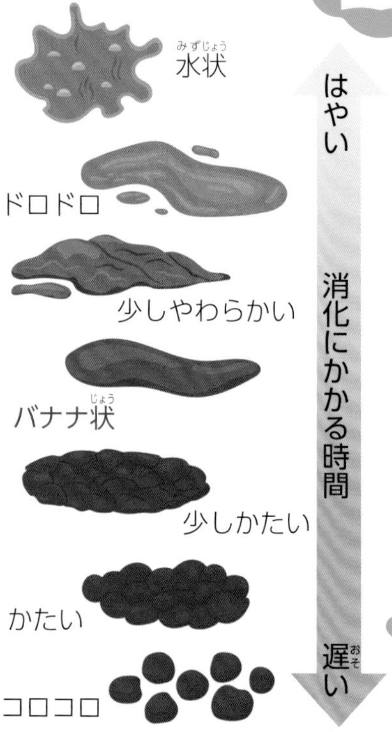

水状《みずじょう》
ドロドロ
少しやわらかい
バナナ状《じょう》
少しかたい
かたい
コロコロ
はやい
消化にかかる時間
遅《おそ》い

動物のうんこ

動物のなかには、人とは異《こと》なるかたちのうんこ（ふん）をするものがいます。

大腸《だいちょう》でうんこができるまで

大腸《だいちょう》はぜんどう運動（→p16）により、ドロドロの食べ物を、かたまりのうんこにする。

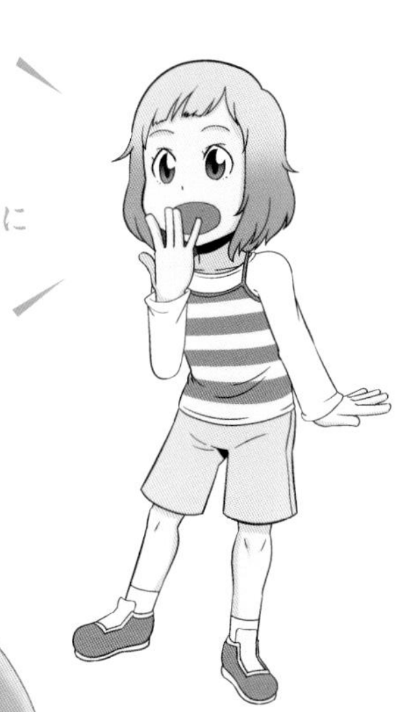
大腸《だいちょう》の働《はたら》きが悪いと
うんこが出なくて
便秘《べんぴ》になったり下痢《げり》に
なったりするんだよ

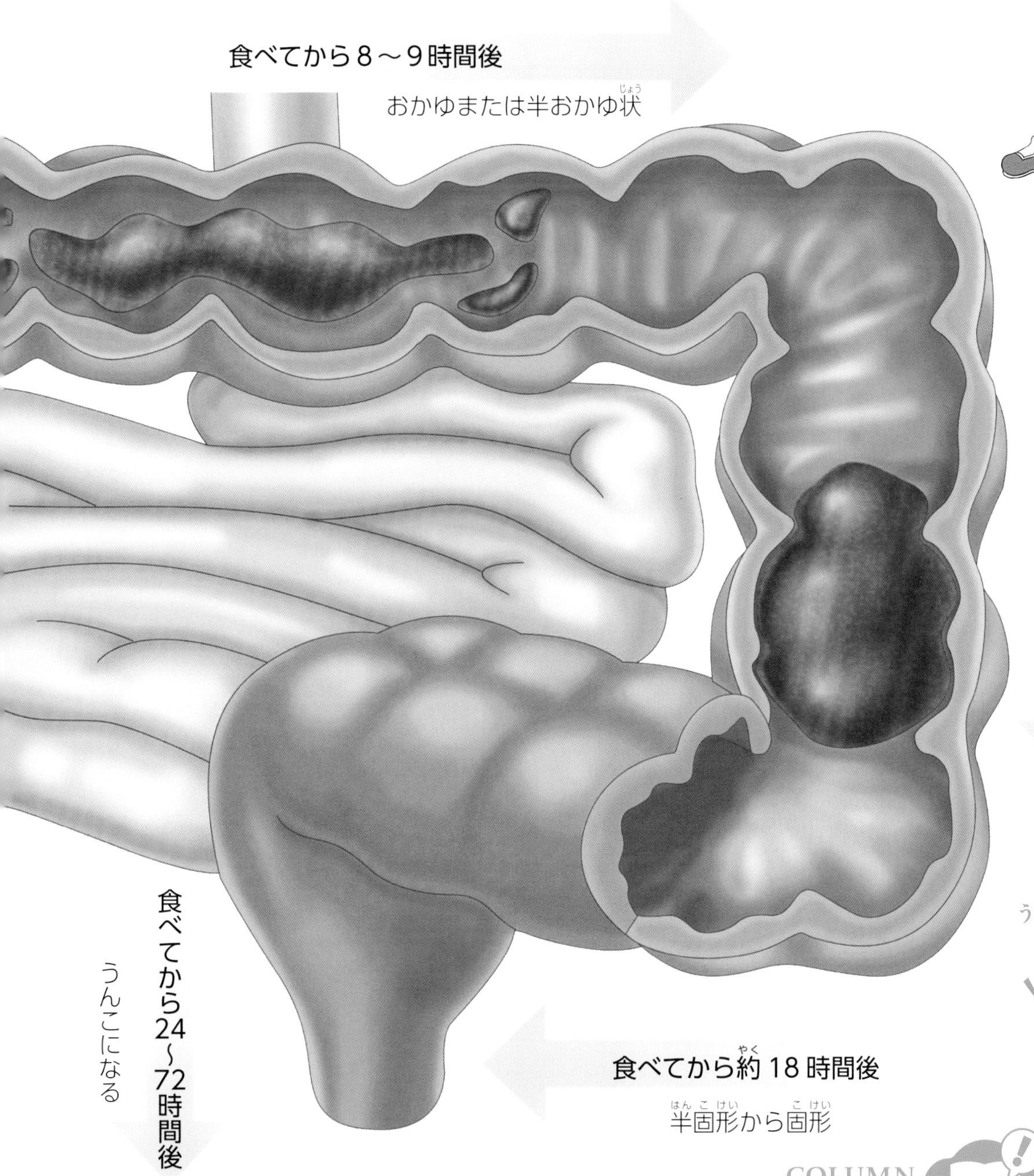
食べてから8～9時間後
おかゆまたは半おかゆ状《じょう》
食べてから約《やく》12時間後
おかゆから半固形《はんこけい》
食べてから約《やく》18時間後
半固形《はんこけい》から固形《こけい》
食べてから24～72時間後
うんこになる

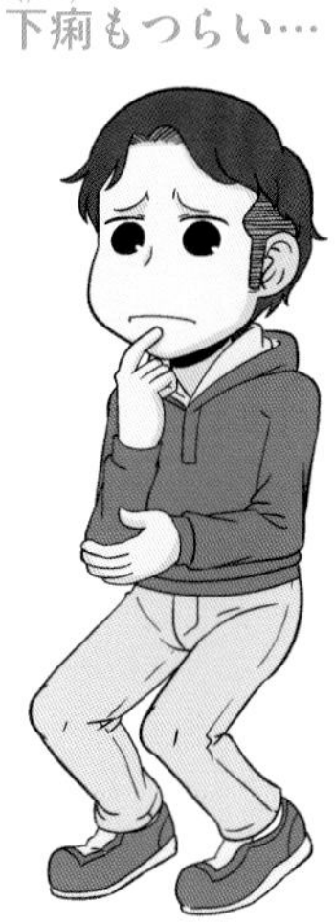
うんこが1日出なくても
おなかがきついし、
下痢《げり》もつらい…

COLUMN

ウサギ

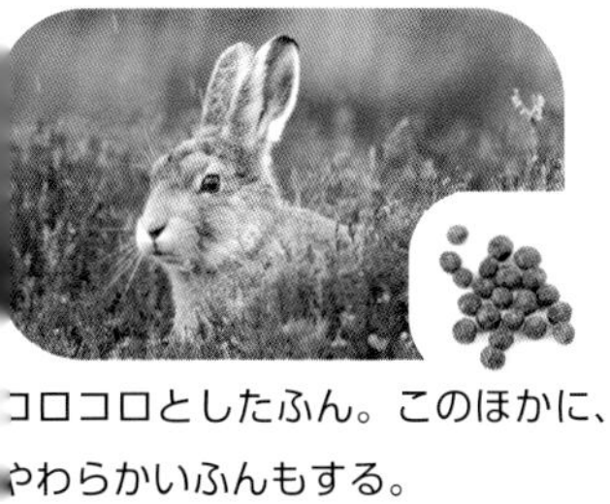

コロコロとしたふん。このほかに、やわらかいふんもする。

鳥

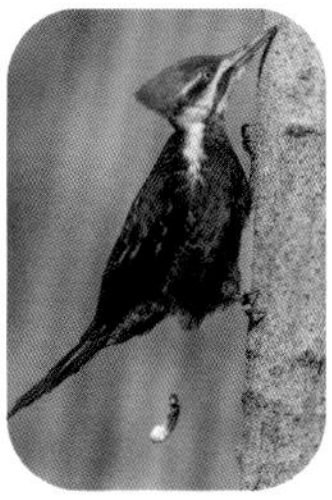

白と黒っぽい色が混《ま》ざったふん。鳥は尿《にょう》と便《べん》を出すところが同じで、いっしょに出てくる。

キンギョ

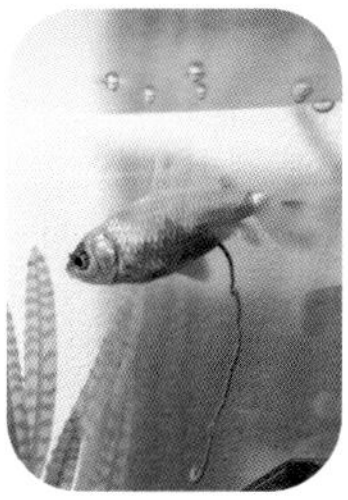

長いふんをすることがある。キンギョは肛《こう》門《もん》のまわりの筋肉《きんにく》が弱くてふんが切れないことがある。

Q 大腸《だいちょう》にはいろんな菌《きん》がいるって本当？

A 菌《きん》がいるのは本当だよ。おもに大腸《だいちょう》にいるけど、小腸《しょうちょう》にもいるんだ。

免疫細胞《めんえきさいぼう》（→６巻《かん》）が多い小腸《しょうちょう》の終わり回腸《かいちょう》（→ p24）から大腸《だいちょう》の終わり直腸《ちょくちょう》（→ p36）まで、いろいろな細菌《さいきん》がいます。これらの腸内細《ちょうないさい》菌《きん》は、それぞれの性質《せいしつ》や好《この》む環境《かんきょう》などによりすむところが決まっています。

腸《ちょう》の中にすんでいる細菌《さいきん》は、その働《はたら》きによって「善玉菌《ぜんだまきん》」、「悪玉菌《あくだまきん》」、「日和見菌《ひよりみきん》」の３種類《しゅるい》に分けられます。その割合《わりあい》は、善玉菌《ぜんだまきん》２：悪玉菌《あくだまきん》１：日和見菌《ひよりみきん》７です。善玉菌《ぜんだまきん》は腸内《ちょうない》を酸性《さんせい》にして、食中毒《しょくちゅうどく》や病原菌《びょうげんきん》による感染症《かんせんしょう》やがんの予防《よぼう》をします。悪玉菌《あくだまきん》は肥《ひ》満《まん》や糖尿病《とうにょうびょう》、大腸《だいちょう》がんなどを起《お》こす危険性《きけんせい》のある菌《きん》です。日和見菌《ひよりみきん》は、ふだんはよくも悪くもありませんが、善玉菌《ぜんだまきん》と悪玉菌《あくだまきん》のどちらか強いほうの味方をします。

腸《ちょう》には多種多様《たしゅたよう》な細菌《さいきん》がすむ

腸内《ちょうない》には 1000 種類《しゅるい》100 兆個《ちょうこ》ともいわれる細菌《さいきん》が、バランスをとりながらすんでいる。

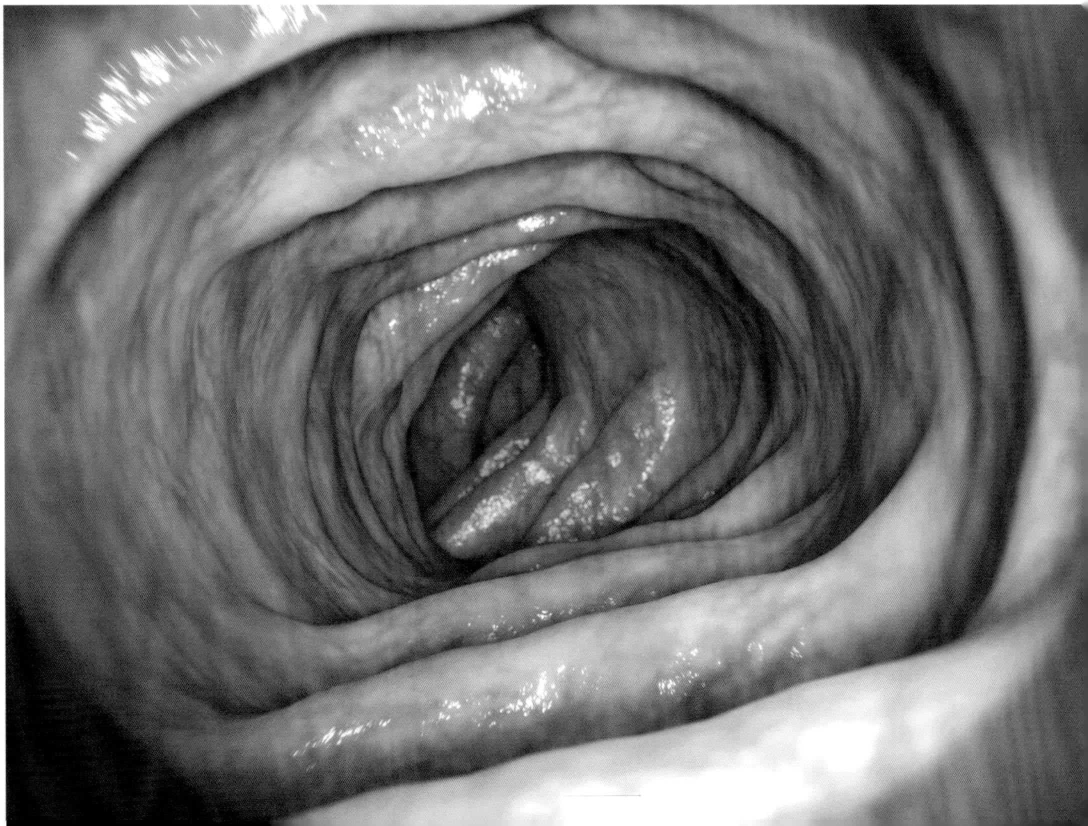

健康《けんこう》な大腸《だいちょう》（結腸《けっちょう》）の内視《ないし》鏡《きょう》カメラでの撮影写真《さつえいしゃしん》。

腸内細菌《ちょうないさいきん》の例《れい》

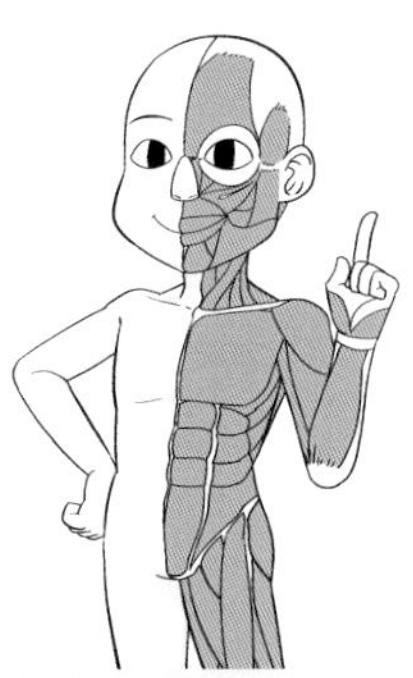
古くなった腸内細菌《ちょうないさいきん》は
うんこで出るんだ
1gのうんこには
約《やく》1兆個《ちょうこ》もの腸内細菌《ちょうないさいきん》が
ふくまれているんだよ

回腸《かいちょう》にすむ乳酸菌《にゅうさんきん》（善玉菌《ぜんだまきん》）

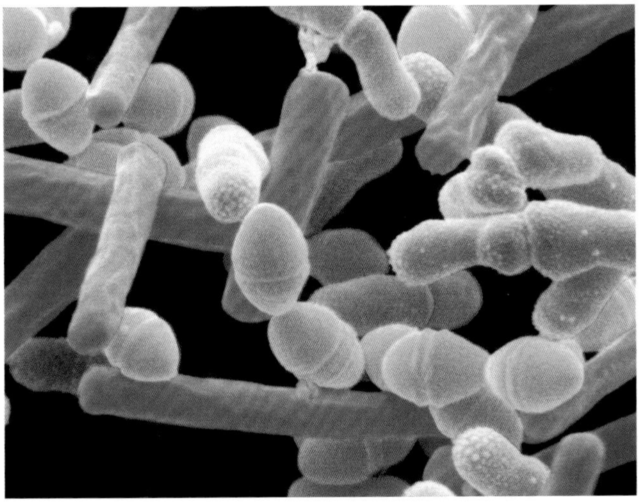

着色した乳酸菌《にゅうさんきん》の電子顕微鏡写真《でんしけんびきょうしゃしん》。乳酸《にゅうさん》を出す細菌《さいきん》をまとめて乳酸菌《にゅうさんきん》とよぶ。乳酸《にゅうさん》が腸内《ちょうない》の環境《かんきょう》を整え、有害《ゆうがい》な菌《きん》が増《ふ》えるのをおさえている。乳酸菌《にゅうさんきん》はおもに酸素《さんそ》のある小腸《しょうちょう》にすんでいる。

大腸《だいちょう》にすむレンサ球菌《きゅうきん》（日和見菌《ひよりみきん》）

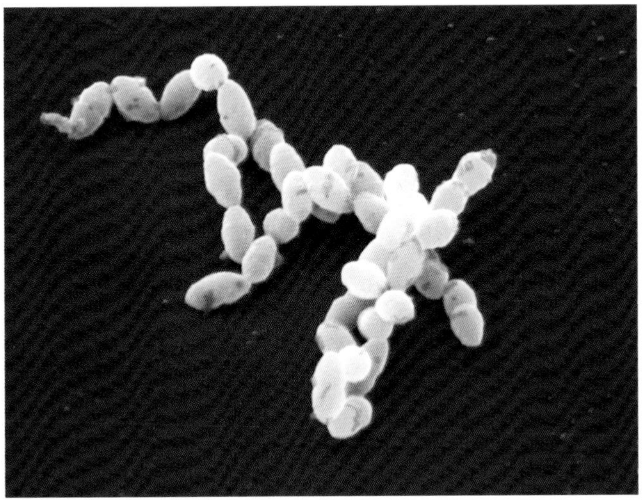

着色したレンサ球菌《きゅうきん》の電子顕微鏡写真《でんしけんびきょうしゃしん》。腸内細菌《ちょうないさいきん》の中で70%といちばん多い。ふだんは何も悪さはしないが、悪玉《あくだま》菌《きん》が増《ふ》えると悪玉菌《あくだまきん》の味方になり、病気を引《ひ》き起《お》こす原因《げんいん》菌《きん》となる。

大腸《だいちょう》にすむビフィズス菌《きん》（善玉菌《ぜんだまきん》）

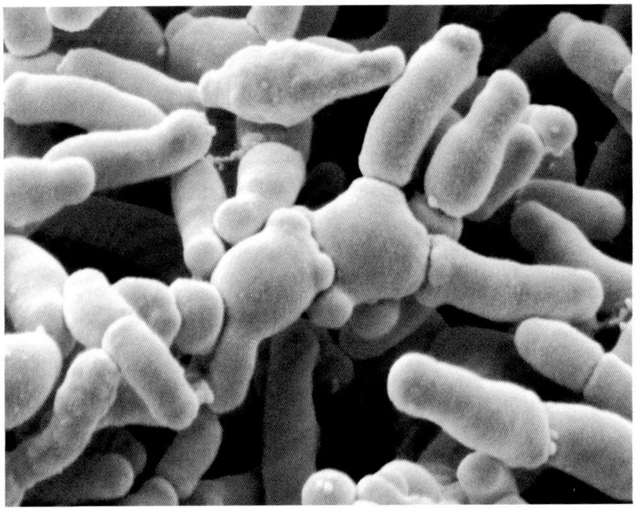

着色したビフィズス菌《きん》の電子顕微鏡写真《でんしけんびきょうしゃしん》。乳酸菌《にゅうさんきん》の一種《いっしゅ》で、腸内環境《ちょうないかんきょう》を整えている。特《とく》に乳児《にゅうじ》のおなかに多い。酸素《さんそ》がなくてもすめるビフィズス菌《きん》などは大腸《だいちょう》に多くすむ。

大腸《だいちょう》にすむ大腸菌《だいちょうきん》（悪玉菌《あくだまきん》）

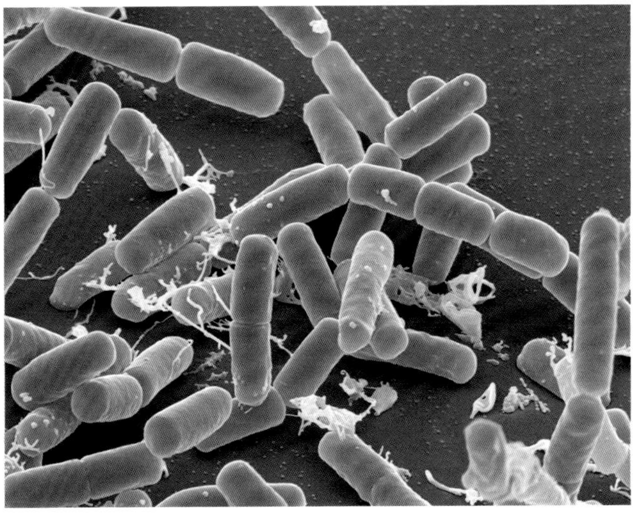

見やすく着色した大腸菌《だいちょうきん》の顕微鏡写真《けんびきょうしゃしん》。大腸《だいちょう》にはほとんど酸素《さんそ》がないが大腸菌《だいちょうきん》は生きることができる。タンパク質《しつ》、脂質《ししつ》中心のかたよった食事、不規則《ふきそく》な生活、便秘《べんぴ》などが原因《げんいん》で増《ふ》える。

直腸《ちょくちょう》と肛門《こうもん》はどんなしくみで働《はたら》くの？

直腸《ちょくちょう》でうんこをためて肛門《こうもん》からうんこを出すんだ。

大腸《だいちょう》の終わりの直腸《ちょくちょう》は、うんこをためるところです。一定量《いっていりょう》のうんこがたまると、直腸のかべがおされ、近くにある自律神経《じりつしんけい》（→５巻《かん》）が、脳《のう》に「うんこがいっぱいになった」という信号《しんごう》を送ります。すると、脳《のう》から「うんこを出して！」という信号《しんごう》が返され、うんこをしたくなるのです。

うんこをしたくなると、トイレに行きますが、そこまで我慢《がまん》できるのは、肛門《こうもん》にある２つの筋肉《きんにく》のおかげです。ひとつは内側《うちがわ》にある内肛門括約筋《ないこうもんかつやくきん》で、自動的《じどうてき》に働《はたら》いてくれます。もうひとつは外側《そとがわ》にある外肛門括約筋《がいこうもんかつやくきん》で、自分でも調節《ちょうせつ》することができます。急にトイレに行きたくなってもうんこを我慢《がまん》できるのも、この２つの筋肉《きんにく》が働《はたら》いてくれているからです。

うんこをためる直腸《ちょくちょう》と出す肛門《こうもん》

直腸《ちょくちょう》には痛《いた》みを感じる神経《しんけい》はないが肛門《こうもん》にはあり、むりをして出すと痛《いた》みを感じる。

内肛門括約筋《ないこうもんかつやくきん》

腸《ちょう》の筋肉《きんにく》の一部。自律神経《じりつしんけい》がコントロールしている不随意筋《ふずいいきん》（→１巻《かん》）で、意識《いしき》しなくてもおしりが閉《し》まる。

外肛門括約筋《がいこうもんかつやくきん》

手やあしの筋肉《きんにく》と同じ随意筋《ずいいきん》（→１巻《かん》）で、自分で意識《いしき》しておしりを閉《し》めることができる。

COLUMN

おしりが痛《いた》い「痔《じ》」

うんこをするときに力を入れて肛門《こうもん》に圧力《あつりょく》がかかったり、便秘《べんぴ》でかたいうんこが出たりすると、肛門《こうもん》が切れたり炎症《えんしょう》を起《お》こしたりする痔《じ》になることがあります。下痢《げり》のときも、水っぽいうんこが勢《いきお》いよく出て肛門《こうもん》をきずつけることがあります。

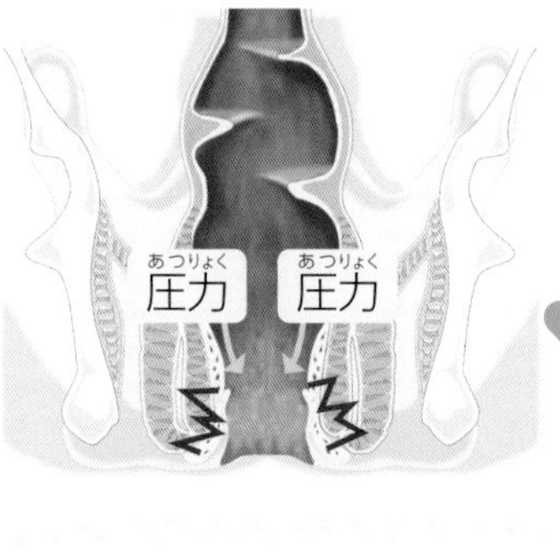

肛門《こうもん》に圧力《あつりょく》がかかると切れたり血が滞《とどこお》ったりする。

S状結腸《エスじょうけっちょう》(→p31)

直腸《ちょくちょう》

20cm ほどの大腸《だいちょう》の最後《さいご》の部分で、うんこを一時《いちじ》的《てき》にためておく。便意《べんい》を感じても筋肉《きんにく》によって止めることができる。

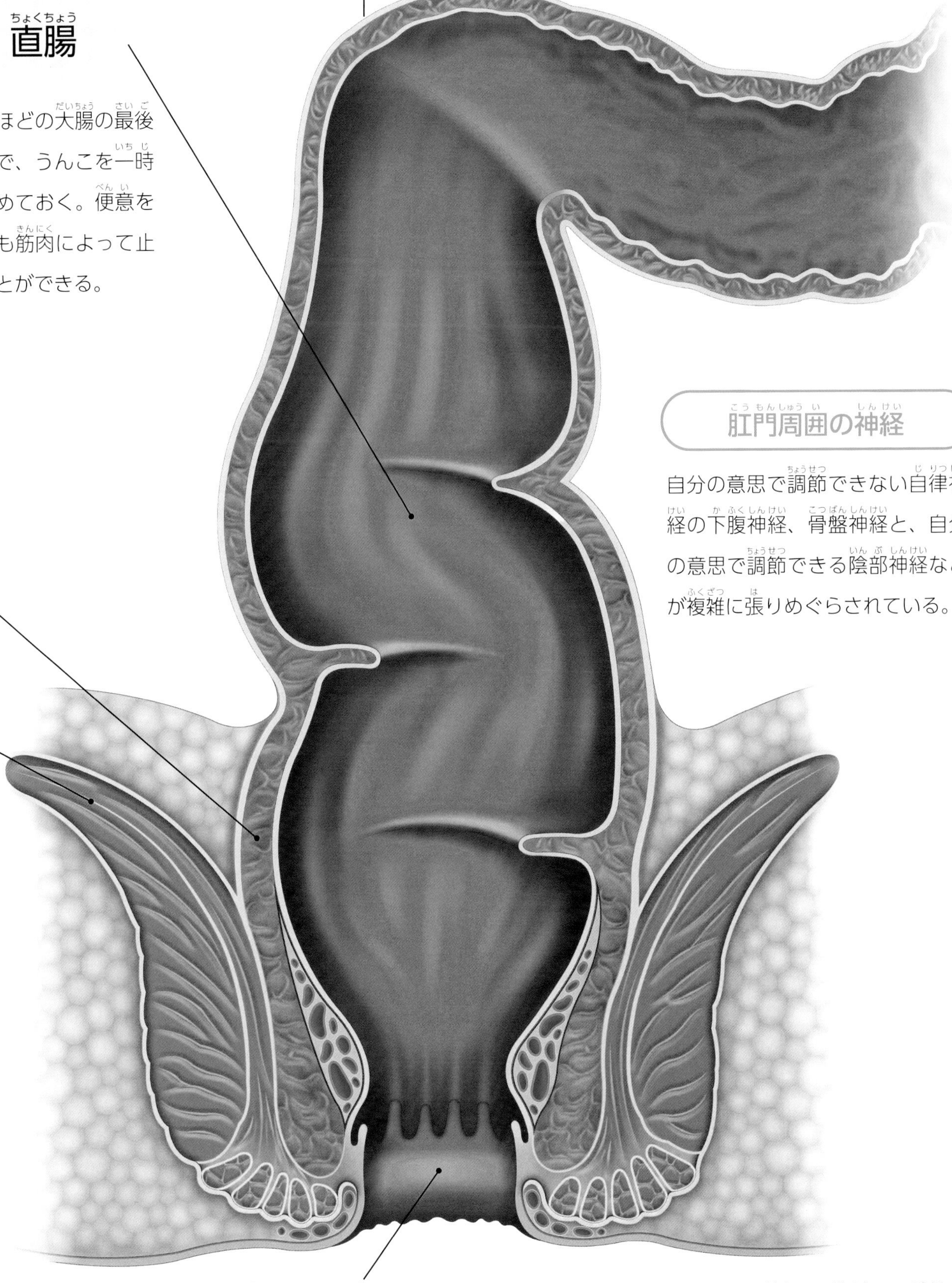

肛門周囲《こうもんしゅうい》の神経《しんけい》

自分の意思で調節《ちょうせつ》できない自律神《じりつしん》経《けい》の下腹神経《かふくしんけい》、骨盤神経《こつばんしんけい》と、自分の意思で調節《ちょうせつ》できる陰部神経《いんぶしんけい》などが複雑《ふくざつ》に張《は》りめぐらされている。

肛門《こうもん》

直腸《ちょくちょう》から下の細くなった約《やく》3cm ほどが肛門《こうもん》で、正確《せいかく》には肛門《こうもん》管《かん》という。うんこやガス（おなら）を区別《くべつ》して出すことができる。

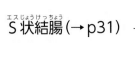

2章

人《ひと》と消化器官《しょうかきかん》がちがう動物

人体マンガ

食べ物から栄養《えいよう》をとるのは人も動物も同じ。ただ、消化《しょうか》管《かん》やその働《はたら》きはちがう。では、ちがいを見てみよう。

「動物の消化はどうなの？」編《へん》

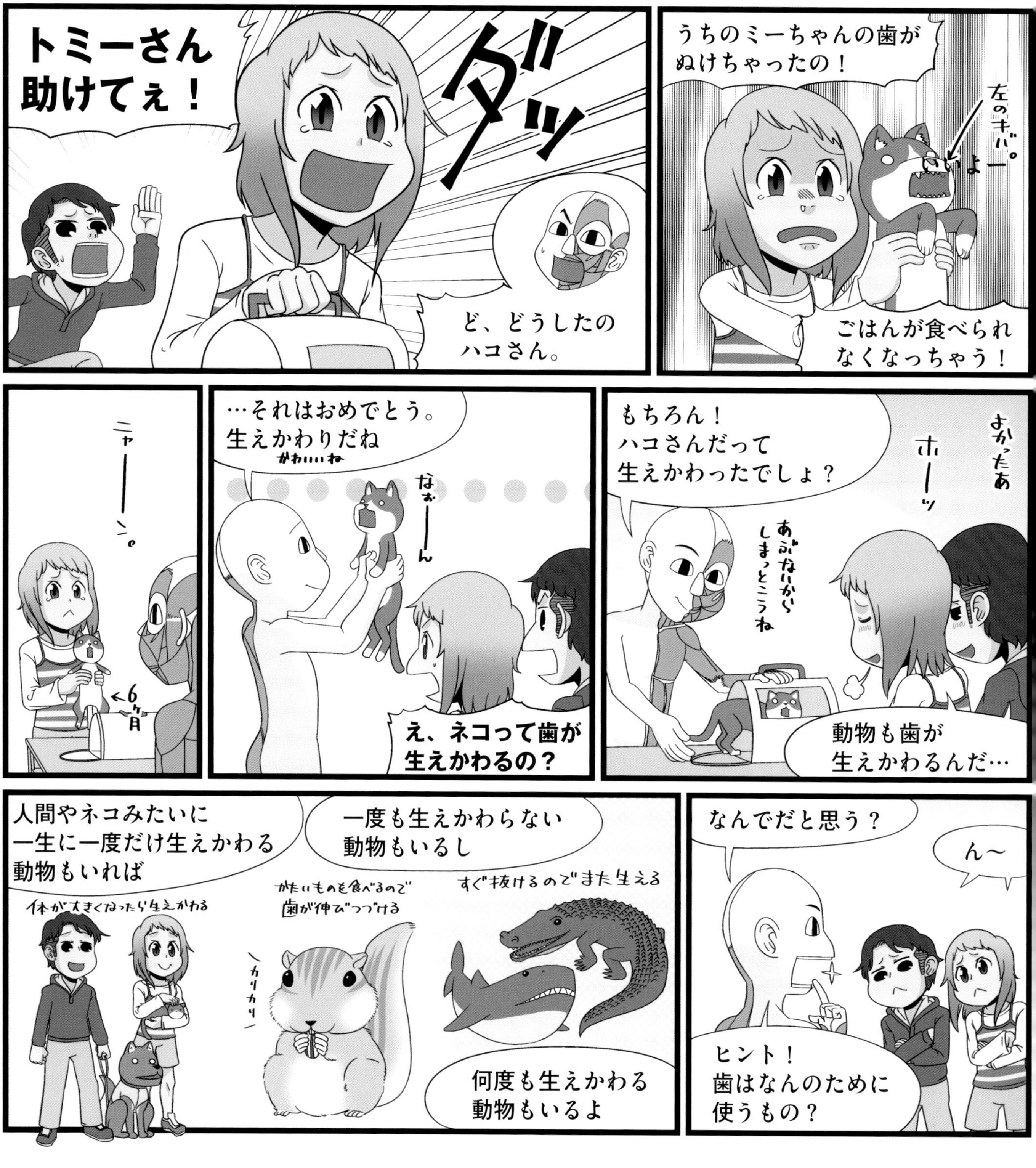

トミーさん
助けてぇ！
ダッ
ど、どうしたの
ハコさん。
うちのミーちゃんの歯が
ぬけちゃったの！
左のキバ。
いいよー
ごはんが食べられ
なくなっちゃう！
ニャーーーン。
←6ケ月
…それはおめでとう。
生えかわりだね
かわいいね
なぉーーん
え、ネコって歯が
生えかわるの？
もちろん！
ハコさんだって
生えかわったでしょ？
あぶないから
しまっとこうね
ホーーッ
よかったあ
動物も歯が
生えかわるんだ…
人間やネコみたいに
一生に一度だけ生えかわる
動物もいれば
一度も生えかわらない
動物もいるし
体が大きくなったら生えかわる
かたいものを食べるので
歯が伸びつづける
カリカリ
すぐ抜けるのでまた生える
何度も生えかわる
動物もいるよ
なんでだと思う？
ん〜
ヒント！
歯はなんのために
使うもの？

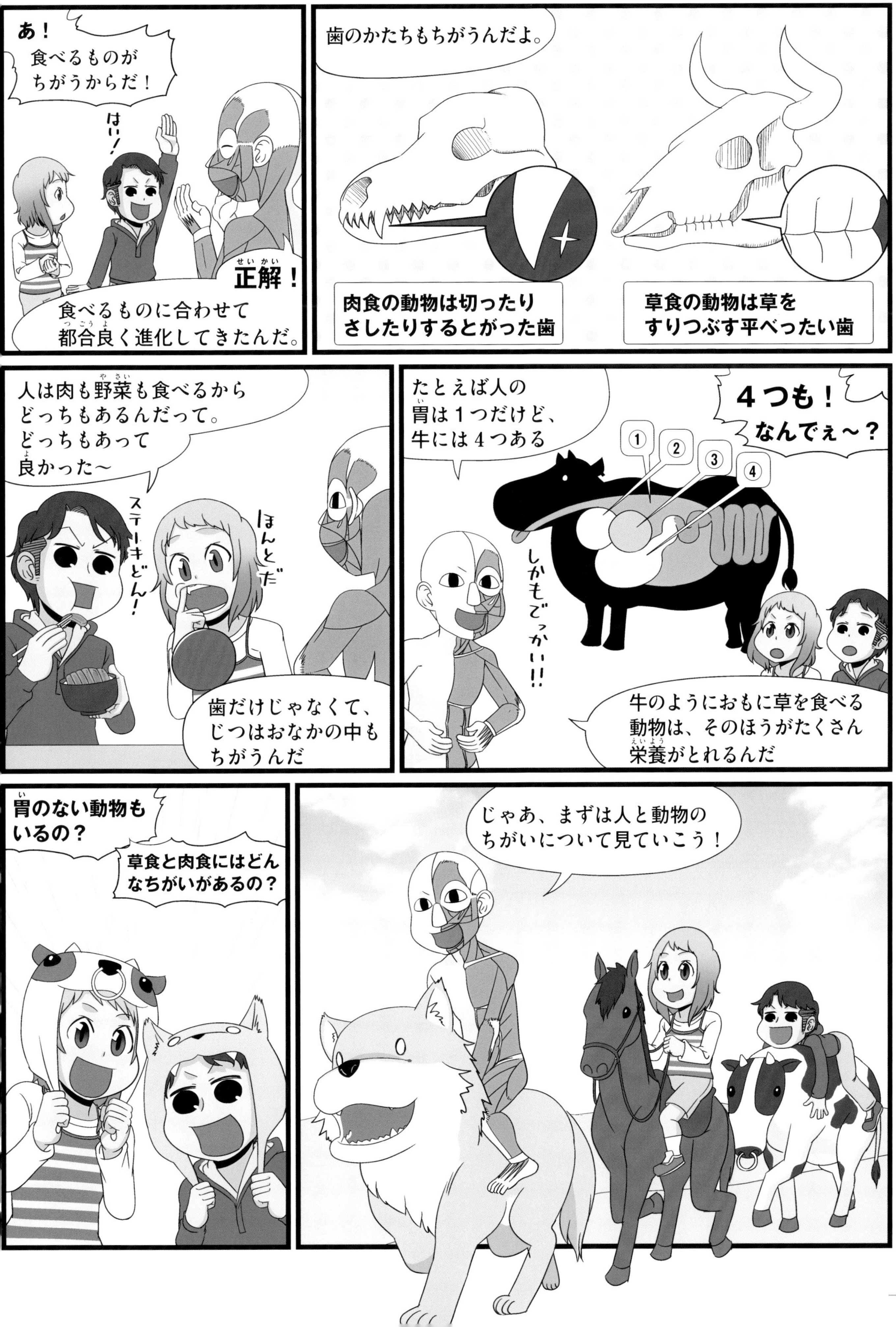

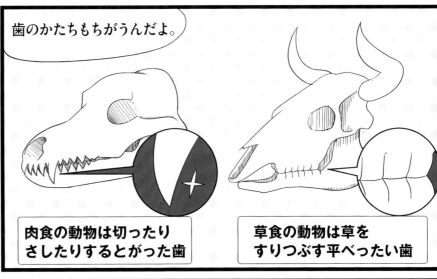

あ！
食べるものが
ちがうからだ！
はい！
正解《せいかい》！
食べるものに合わせて
都合《つごう》良《よ》く進化してきたんだ。
歯のかたちもちがうんだよ。
肉食の動物は切ったり
さしたりするとがった歯
草食の動物は草を
すりつぶす平べったい歯
人は肉も野菜《やさい》も食べるから
どっちもあるんだって。
どっちもあって
良《よ》かった〜
ステーキどん！
ほんとだ
歯だけじゃなくて、
じつはおなかの中も
ちがうんだ
たとえば人の
胃《い》は１つだけど、
牛には４つある
４つも！
なんでぇ〜？
①
②
③
④
しかもでっかい!!
牛のようにおもに草を食べる
動物は、そのほうがたくさん
栄養《えいよう》がとれるんだ
胃《い》のない動物も
いるの？
草食と肉食にはどん
なちがいがあるの？
じゃあ、まずは人と動物の
ちがいについて見ていこう！

動物はみんな人と同じようなかたちの歯なの？

食べるものによってちがうよ。それぞれ特徴《とくちょう》があるんだ。

歯は、生きていくうえでとても大切です。人の場合、からだの成長《せいちょう》とともに歯は一度生えかわります。そして人は肉や野菜《やさい》など、いろいろなものを食べる雑食《ざっしょく》のため、切歯《せっし》、犬歯《けんし》、臼歯《きゅうし》など、さまざまなかたちの歯があります。動物には雑食《ざっしょく》のほかに、おもにほかの動物の肉を食べる肉食動物と、おもに植物を食べる草食動物がいます。ライオンのような肉食動物は、えものをとるためにするどい犬歯《けんし》が大きく、ウマのような草食動物は、草をかみくだいてすりつぶすのに適《てき》した臼歯《きゅうし》が発達《はったつ》しています。

草食動物が草を食べて、
肉食動物がほかの動物の肉を食べる。
動物はおたがいに食べる・
食べられる関係《かんけい》にある。
これを「食物連鎖《しょくもつれんさ》」というよ

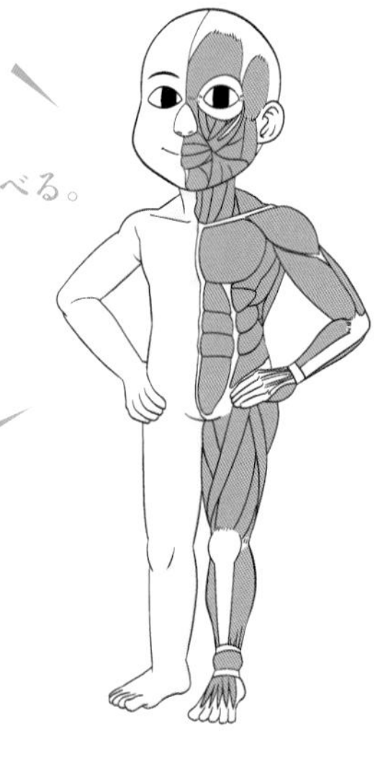

食べ物によって異《こと》なる歯

同じ種類《しゅるい》の歯でも、動物によって食べ物がちがうと大きさやかたちが少しずつ異《こと》なる。

雑食動物《ざっしょくどうぶつ》の歯

人は肉や魚、野菜《やさい》、果物《くだもの》などいろいろなものを食べるので、それに合うように歯のかたちはさまざま。人はもちろん、多くの哺乳類《ほにゅうるい》は一生に一度歯が生えかわる。

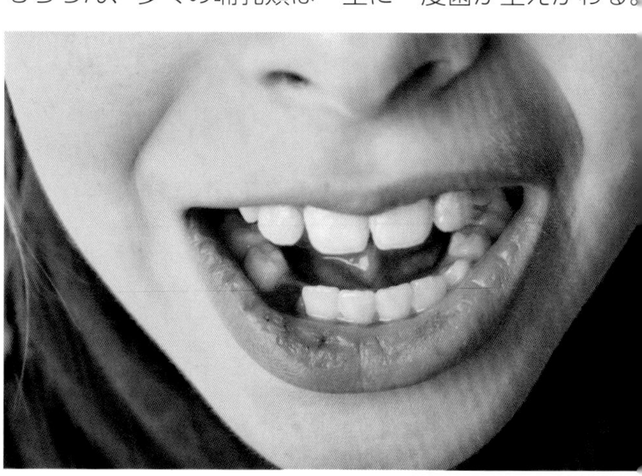

▲人の歯。子どもの頃《ころ》に乳歯《にゅうし》がぬけて、おとなの歯が生えてくる。

COLUMN

鳥には歯がない

鳥類《ちょうるい》には歯がありません。かわりに、からだの中にある「砂《さ》のう」という、ふくろ状《じょう》の消化器官《しょうかきかん》でくだいています。

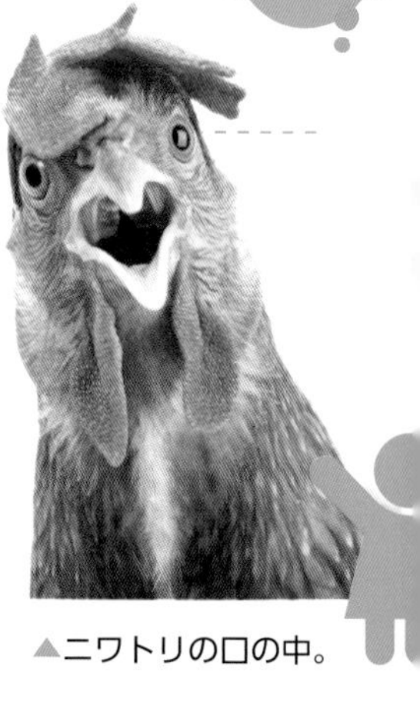

▲ニワトリの口の中。

肉食動物の歯

肉食動物はえものをしとめ、かたい筋肉《きんにく》や骨《ほね》をくだいて食べるので、犬歯《けんし》がするどく大きく発達《はったつ》し、臼歯《きゅうし》もとがっている。

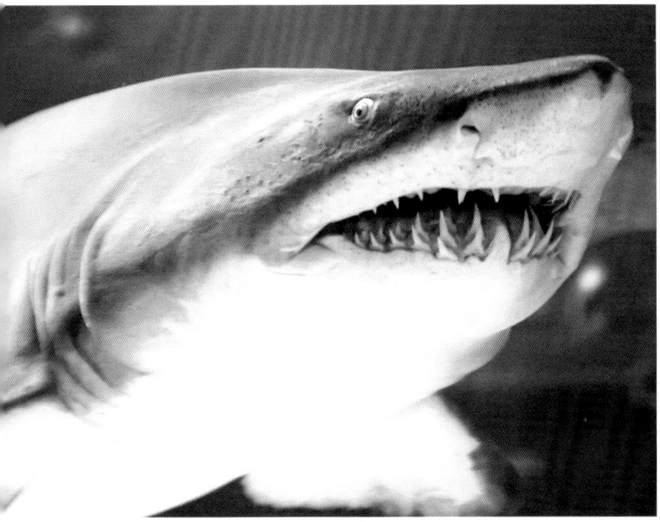

▲サメの歯。サメの歯は、前にある歯のすぐ後ろにも歯がずらっと生えている。えものにかみついてぬけても、後ろの歯が前に移動《いどう》してくる。

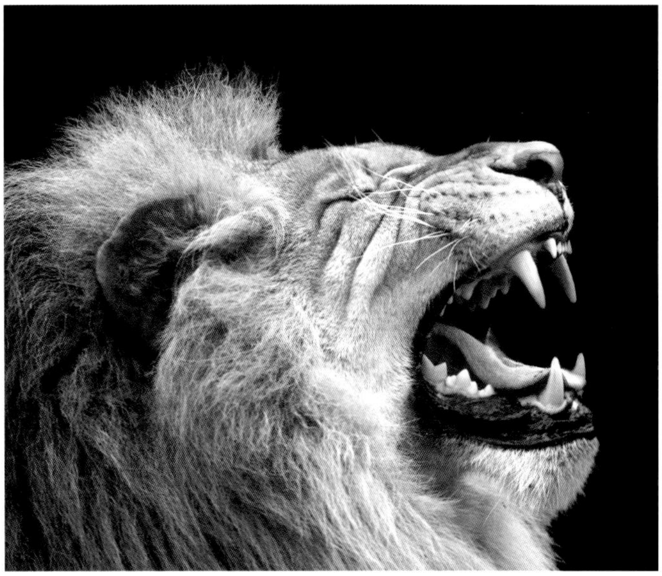

▲大きな犬歯《けんし》がよく目立つ肉食動物のライオン。臼歯《きゅうし》もとがっていて、かたい肉をかみちぎったり、くだいたりするのに向いている。

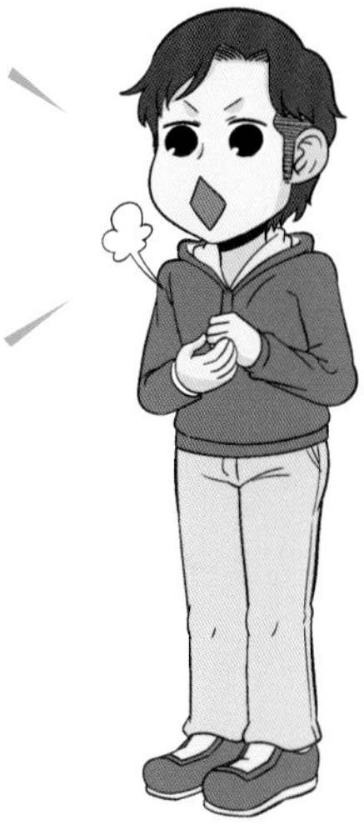
ぼくたちは一度しか
生えかわらないから、
歯は大切にしよう

草食動物の歯

草食動物の歯は、すりつぶす臼歯《きゅうし》が発達《はったつ》している。植物にふくまれる繊維《せんい》はかたいので、歯でよくかんですりつぶして食べる。

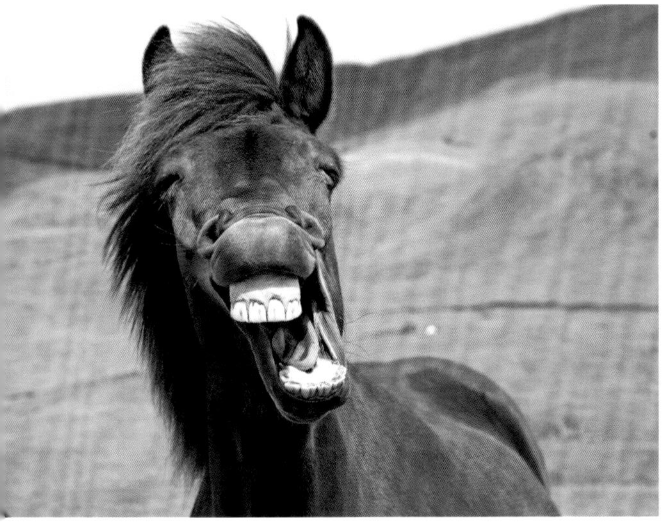

▲上下とも平らな草食動物のウマの歯。草を食べるウマの歯は、大きく平らで面積が大きく、草を一度にたくさんすりつぶせる。

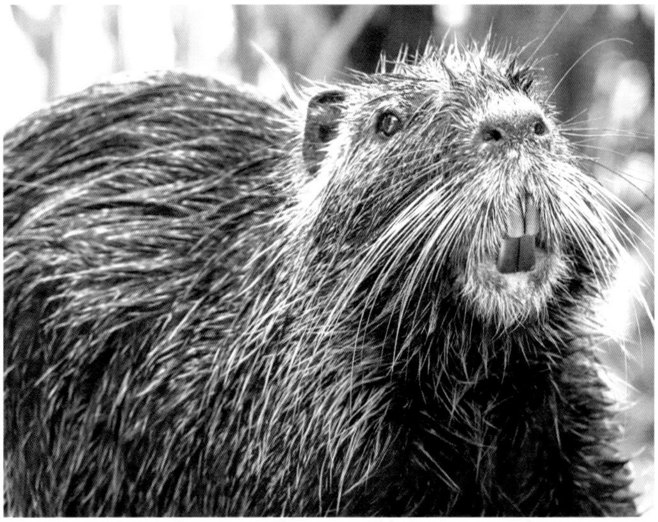

▲ネズミの仲間《なかま》のヌートリア。ネズミの仲間《なかま》は前歯がのび続《つづ》ける。かたい木の実や枝《えだ》などをかじって歯がすり減《へ》っても、またのびてくる。

Q 動物によって胃《い》や小腸《しょうちょう》・大腸《だいちょう》のしくみはちがうの？

A 動物の消化管《しょうかかん》のしくみは1種類《しゅるい》ではなく、いろいろなタイプがある。

消化管《しょうかかん》の長さは、雑食動物《ざっしょくどうぶつ》、肉食動物、草食動物でそれぞれちがいますが、このほかに、根本的《こんぽんてき》なちがいがあります。それは、どのような消化管《しょうかかん》をしているかです。

人は口から食道・胃《い》・小腸《しょうちょう》・大腸《だいちょう》・肛門《こうもん》が消化管《しょうかかん》ですが、動物のなかには、これらのうち何かがないものや、数が多いものがいます。魚類《ぎょるい》などは胃《い》がないものがいますし、哺乳類《ほにゅうるい》のウシには４つも胃《い》があります。さらに、１つの穴《あな》を口と肛門《こうもん》の両方に使っている動物もいます。究極《きゅうきょく》の動物としては、消化管《しょうかかん》自体がないものがいます。

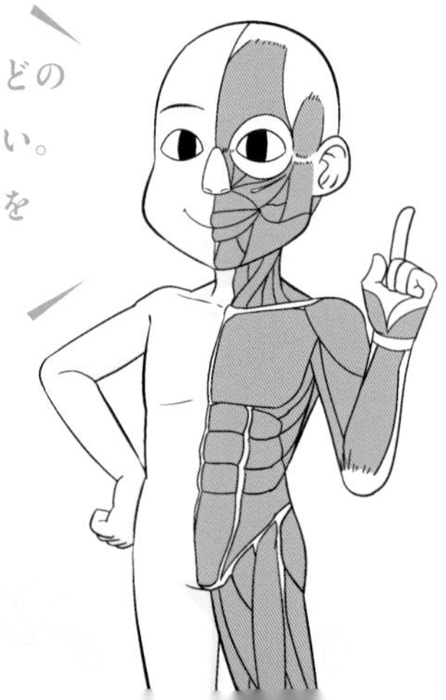
カモノハシやハリモグラなどの
卵《たまご》を産《う》む哺乳類《ほにゅうるい》には胃《い》がない。
これらは進化するなかで胃《い》を
失《うしな》ったとされている

胃《い》がない動物

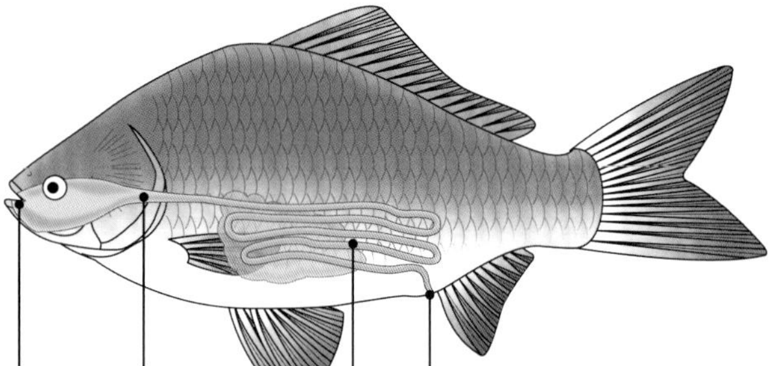
口
食道
肛門《こうもん》
腸《ちょう》

フナ

魚類《ぎょるい》のフナやコイの食道は、腸《ちょう》に直接《ちょくせつ》つながっていて胃《い》がない。フナやコイのほかにもメダカやサンマ、トビウオなど胃《い》のない魚は多い。

COLUMN

消化管《しょうかかん》がない動物!?

深海にすんでいる動物のなかには、栄養《えいよう》を消化と吸収《きゅうしゅう》するための消化管《しょうかかん》がない動物がいます。この動物のからだの中には細菌《さいきん》（バクテリア）がいて、これが生み出す有機物《ゆうきぶつ》を養《よう》分《ぶん》にするというめずらしい特徴《とくちょう》があります。

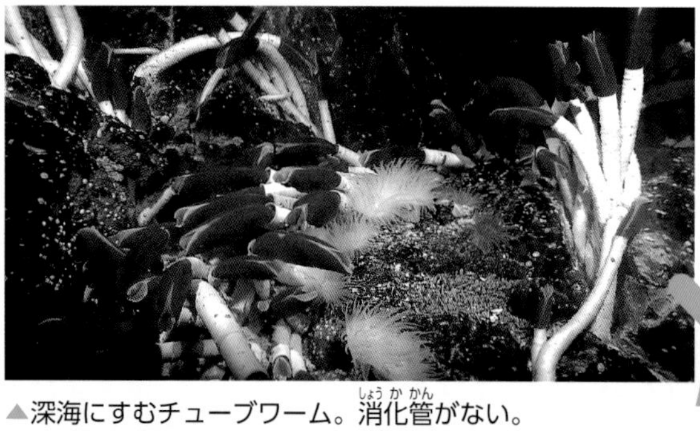

▲深海にすむチューブワーム。消化管《しょうかかん》がない。

動物によって異《こと》なる消化管《しょうかかん》

食べるもの、すむ環境《かんきょう》、進化のしかたなどによって動物ごとに消化管《しょうかかん》の特徴《とくちょう》が異《こと》なる。

胃《い》が複数《ふくすう》ある動物

ウシ

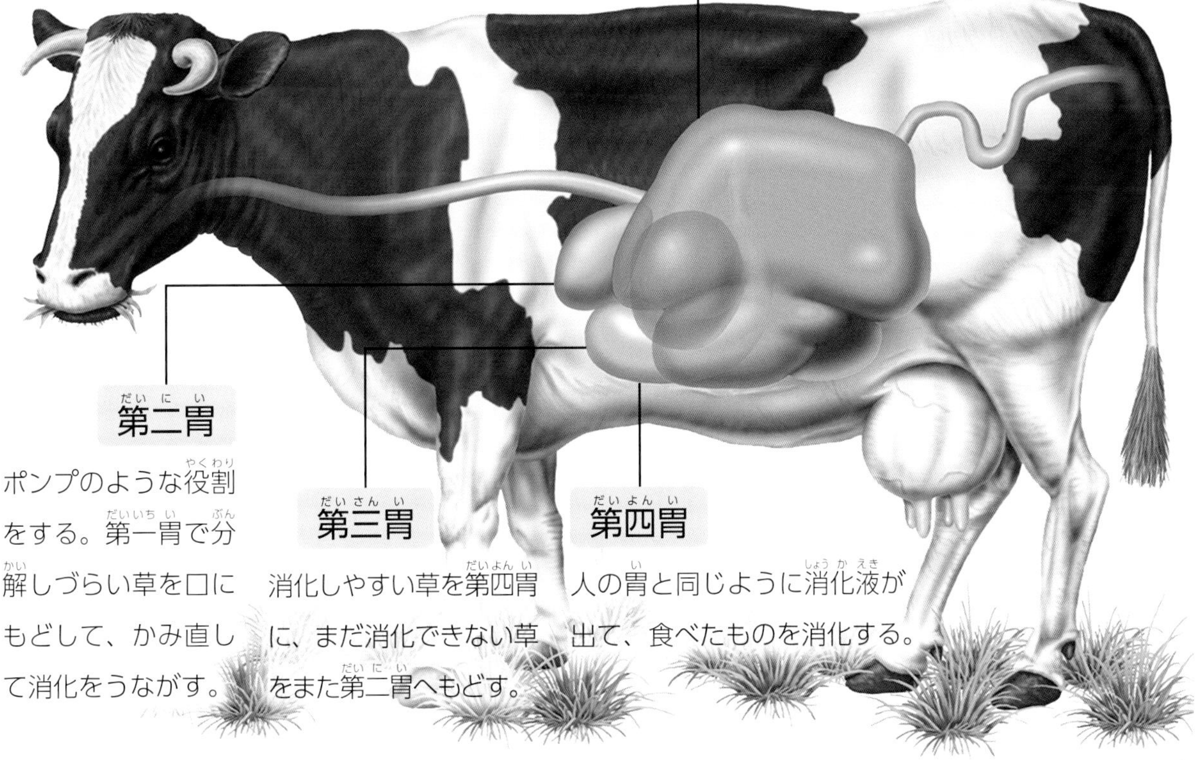

第一胃《だいいちい》
いちばん大きな胃《い》。ウシが食べた草のかたい繊維《せんい》を、胃《い》にいる微生物《びせいぶつ》が分解《ぶんかい》する。
第二胃《だいにい》
ポンプのような役割《やくわり》をする。第一胃《だいいちい》で分《ぶん》解《かい》しづらい草を口にもどして、かみ直して消化をうながす。
第三胃《だいさんい》
消化しやすい草を第四胃《だいよんい》に、まだ消化できない草をまた第二胃《だいにい》へもどす。
第四胃《だいよんい》
人の胃《い》と同じように消化液《しょうかえき》が出て、食べたものを消化する。

胃《い》が複数《ふくすう》あるものの代表はウシ。ウシには４つの胃《い》があり、何度も口にもどしてかむ「反すう」によって、繊維《せんい》の多い草を消化する。ウシのほかにも、ラクダやアルパカなどは胃《い》が３つある。

肛門《こうもん》と口が同じ動物

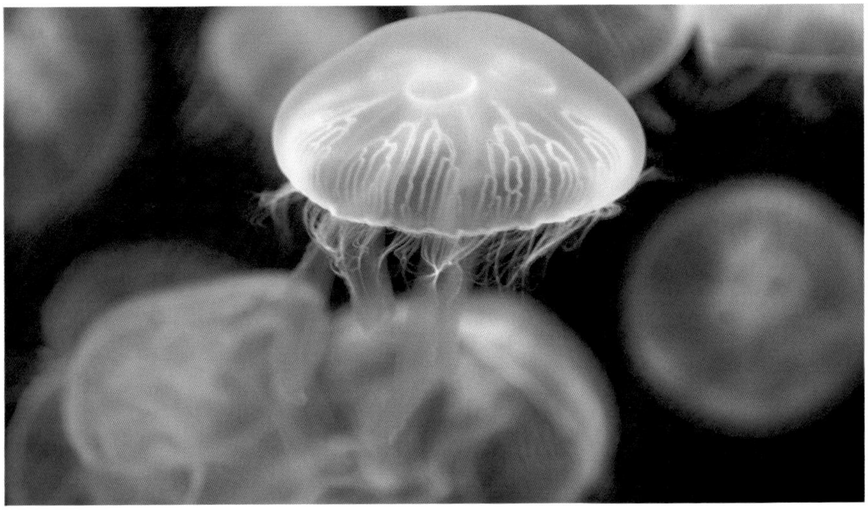

◀クラゲの仲間《なかま》。

クラゲ

クラゲは触手《しょくしゅ》という人の手のようなもので、えものをつかまえて口に入れ、からだの中で消化と吸収《きゅうしゅう》をして、また口から食べかすを出す。つまり口は肛門《こうもん》でもある。クラゲと同じような動物にはイソギンチャクなどがいる。

動物によって消化管《しょうかかん》の長さはちがうの？

そうだよ。肉食と草食では消化管《しょうかかん》の長さはちがうよ。

消化管《しょうかかん》は、口から肛門《こうもん》までの１本の管《くだ》になっています（→ p8）。消化管《しょうかかん》は人と動物では長さにちがいがありますが、長さを単純《たんじゅん》にくらべることはできません。そこで、からだの長さに対して、消化管《しょうかかん》がどのくらいの長さなのか割合《わりあい》を見てみます。
人は身長の約《やく》６倍、ライオンは体長の約《やく》４倍、ヒツジは体長の約《やく》25 倍です。これほどちがいがあるのは食べているものがちがうからです。人はいろいろなものを食べ、ライオンは肉、ヒツジは草です。草は栄養分《えいようぶん》が少なく、少しでも多くの栄養《えいよう》を吸収《きゅうしゅう》しなければなりません。そのため時間をかけて消化する必要《ひつよう》があり、消化管《しょうかかん》も長いのです。

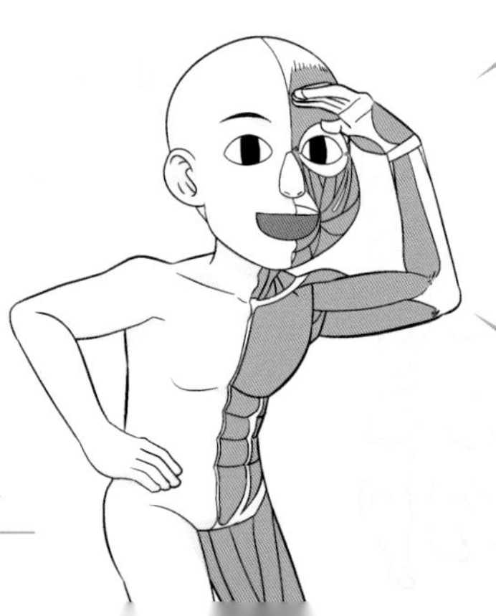

ヒツジの体長は 1 ～ 1.5m
ほどだから、消化管《しょうかかん》の長さは
25 ～ 37m ほど
ということになる！

消化管《しょうかかん》の長さのちがい

消化管《しょうかかん》の長さは、食べ物によってかわる。
肉食動物と草食動物では大きな差《さ》がある。

雑食動物《ざっしょくどうぶつ》　人

消化管《しょうかかん》の長さは身長の約《やく》６倍

いろいろな食べ物を食べるわたしたちの消化管《しょうかかん》は、身長に対して約《やく》６倍の長さがある。肉食動物と草食動物のあいだにあたる。人と長さの割合《わりあい》が同じくらいの動物はイヌで、体長の５～６倍くらい。

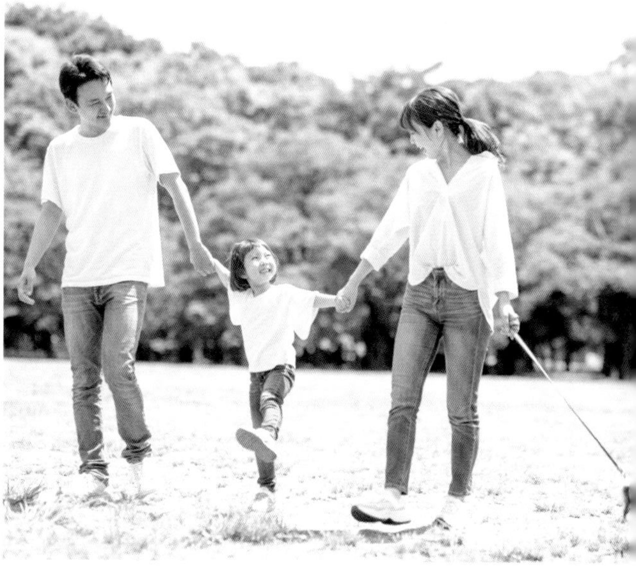

肉食動物　ライオン

消化管《しょうかかん》の長さは体長の約《やく》4倍

肉食動物のライオンの消化管《しょうかかん》は、体長に対して約《やく》4倍の長さがある。肉類《にくるい》は消化しやすいため、哺乳類《ほにゅうるい》のなかではいちばん短いといえる。ライオンと長さの割合《わりあい》が同じくらいの動物には、ネコやオオカミなどがいる。

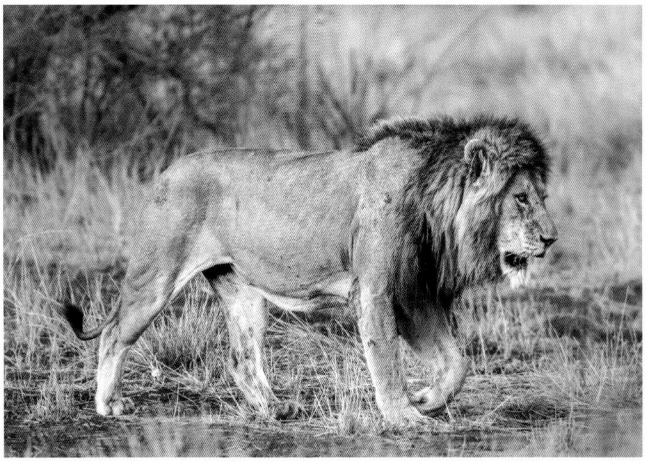

草食動物　ヒツジ

消化管《しょうかかん》の長さは体長の約《やく》25倍

ヒツジの消化管《しょうかかん》は、体長に対して約《やく》25倍もの長さがある。草には肉のように栄養《えいよう》分が多くふくまれず、ほぼ食物繊維《しょくもつせんい》のため、栄養《えいよう》を分解《ぶんかい》して吸収《きゅうしゅう》するのに時間がかかる。同じ草食動物ではウマは約《やく》10倍、ウシやキリンが約《やく》20倍。

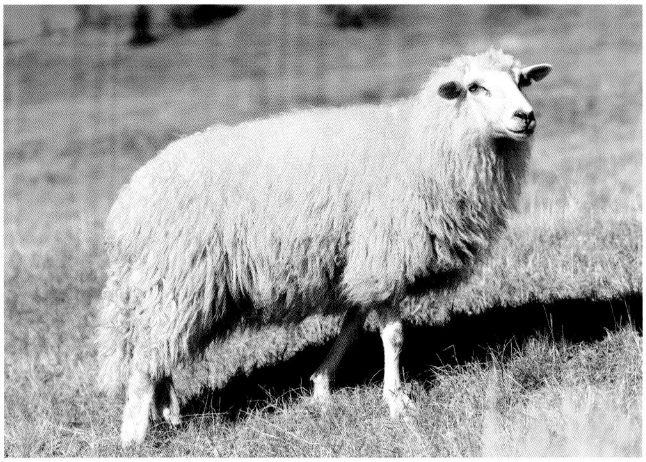

消化管《しょうかかん》の長さくらべ

それぞれの動物の体長に対して腸《ちょう》が何倍あるかの比率《ひりつ》をグラフにしたもの。雑食動物《ざっしょくどうぶつ》の人は、肉食動物と草食動物のあいだの長さ。

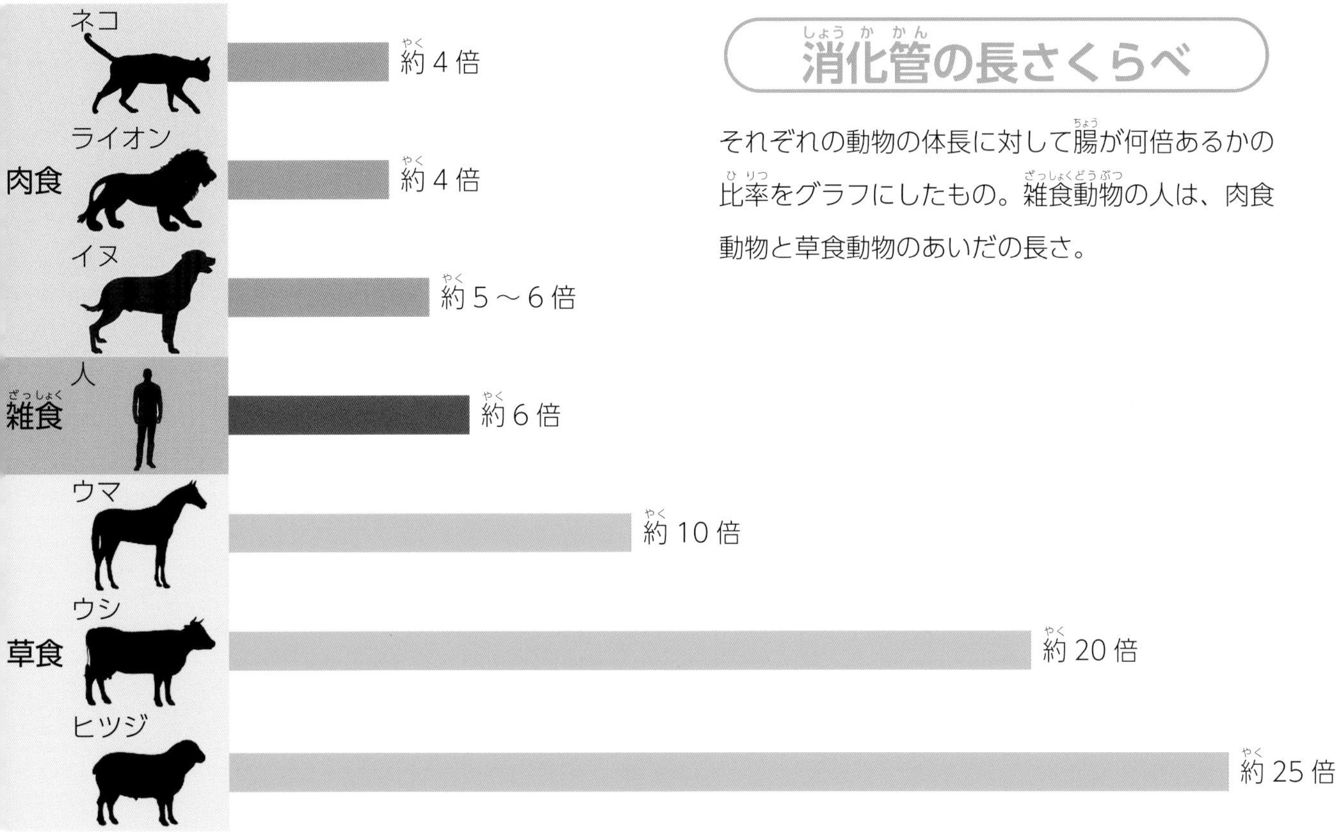
肉食
ネコ
約《やく》4倍
ライオン
約《やく》4倍
イヌ
約《やく》5～6倍
雑食《ざっしょく》
人
約《やく》6倍
草食
ウマ
約《やく》10倍
ウシ
約《やく》20倍
ヒツジ
約《やく》25倍

さくいん

あ行

か行

さ行

た行

な行

は行

ま行

や行

ら行

監修：坂井建雄《さかいたつお》

順天堂大学保健医療学部特任教授、日本医史学会理事長。1953年、大阪府生まれ。1978年、東京大学医学部卒業後、ドイツのハイデルベルク大学に留学。帰国後、東京大学医学部助教授、順天堂大学医学部教授を歴任。医学博士。専門は解剖学、細胞生物学、医史学。

◆装丁・本文デザイン
福間祐子

◆DTP
STUDIO恋球
ニシエ芸

◆イラスト
青木宣人
マカベアキオ

◆マンガ
よしたに

◆写真
アマナイメージズ
PIXTA
Shutterstock
Getty Images

◆協力
武田亮輔
(板橋区立成増ヶ丘小学校教諭)

◆校正
あかえんぴつ

◆編集・制作
伊藤千恵美
室橋織江
栗栖美樹
春燈社
アマナ

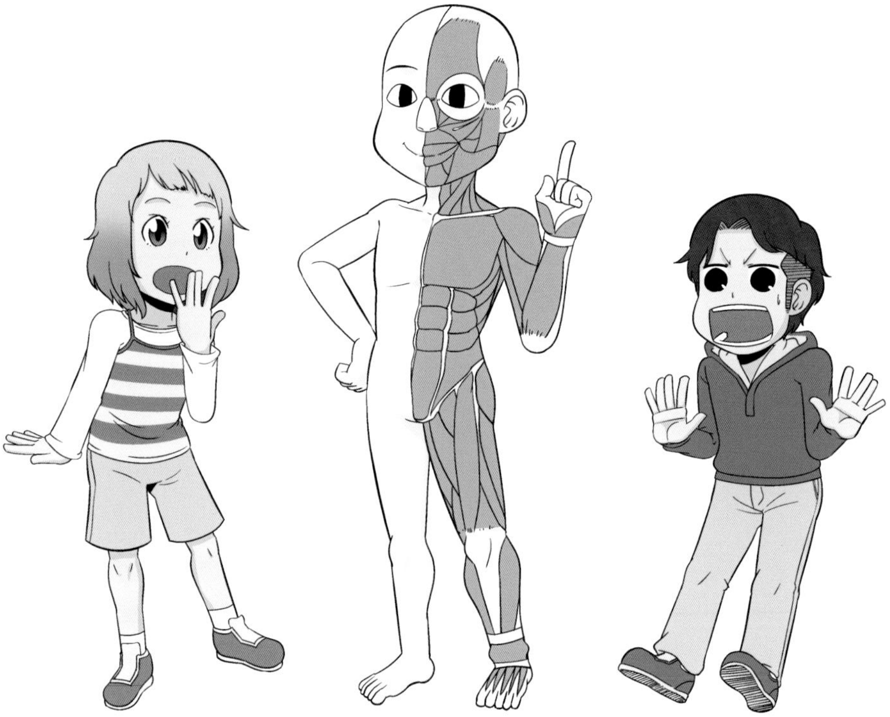

どうなってるの!? 人のからだのしくみ大図解

3 消化と吸収のしくみ

あそびをもっと、
まなびをもっと。

こどもっとラボ

発行	2023年４月　第１刷
監修	坂井建雄
発行者	千葉 均
編集者	崎山貴弘
発行所	株式会社ポプラ社 〒102-8519　東京都千代田区麹町4-2-6 ホームページ　www.poplar.co.jp(ポプラ社) kodomottolab.poplar.co.jp(こどもっとラボ)
印刷・製本	大日本印刷株式会社

ISBN978-4-591-17661-0 ／ N.D.C. 491 ／ 47p ／ 29cm Printed in Japan

P7239003

どうなってるの!? 人のからだのしくみ大図解

全6巻
セット N.D.C.491

監修 坂井 建雄（順天堂大学特任教授）

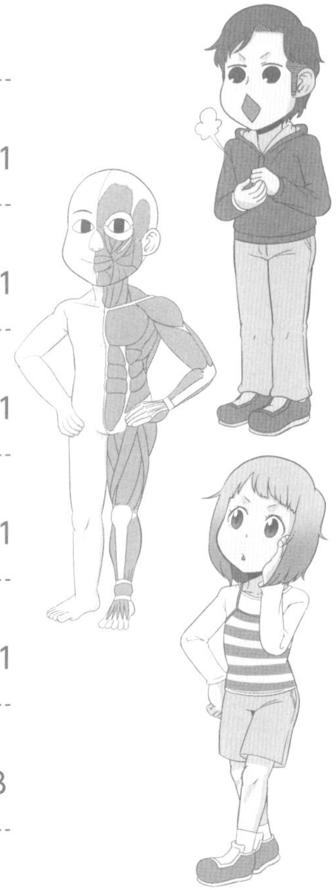

1 からだのつくりと運動 N.D.C.491
2 誕生と成長 N.D.C.491
3 消化と吸収のしくみ N.D.C.491
4 呼吸と血液の循環 N.D.C.491
5 感覚器官と脳のはたらき N.D.C.491
6 からだと細胞 N.D.C463

小学校中学年から

- A4 変型判
- 各 47 ページ
- 図書館用特別堅牢製本図書

男《だん》女《じょ》のちがい

男性《だんせい》と女性《じょせい》のからだの構造《こうぞう》はほとんど同じですが、生殖器《せいしょくき》の部分が大きくちがいます。生殖器《せいしょくき》は子どもを生むための器官《きかん》です。また、女性《じょせい》の乳房《にゅうぼう》には脂肪《しぼう》がついています。

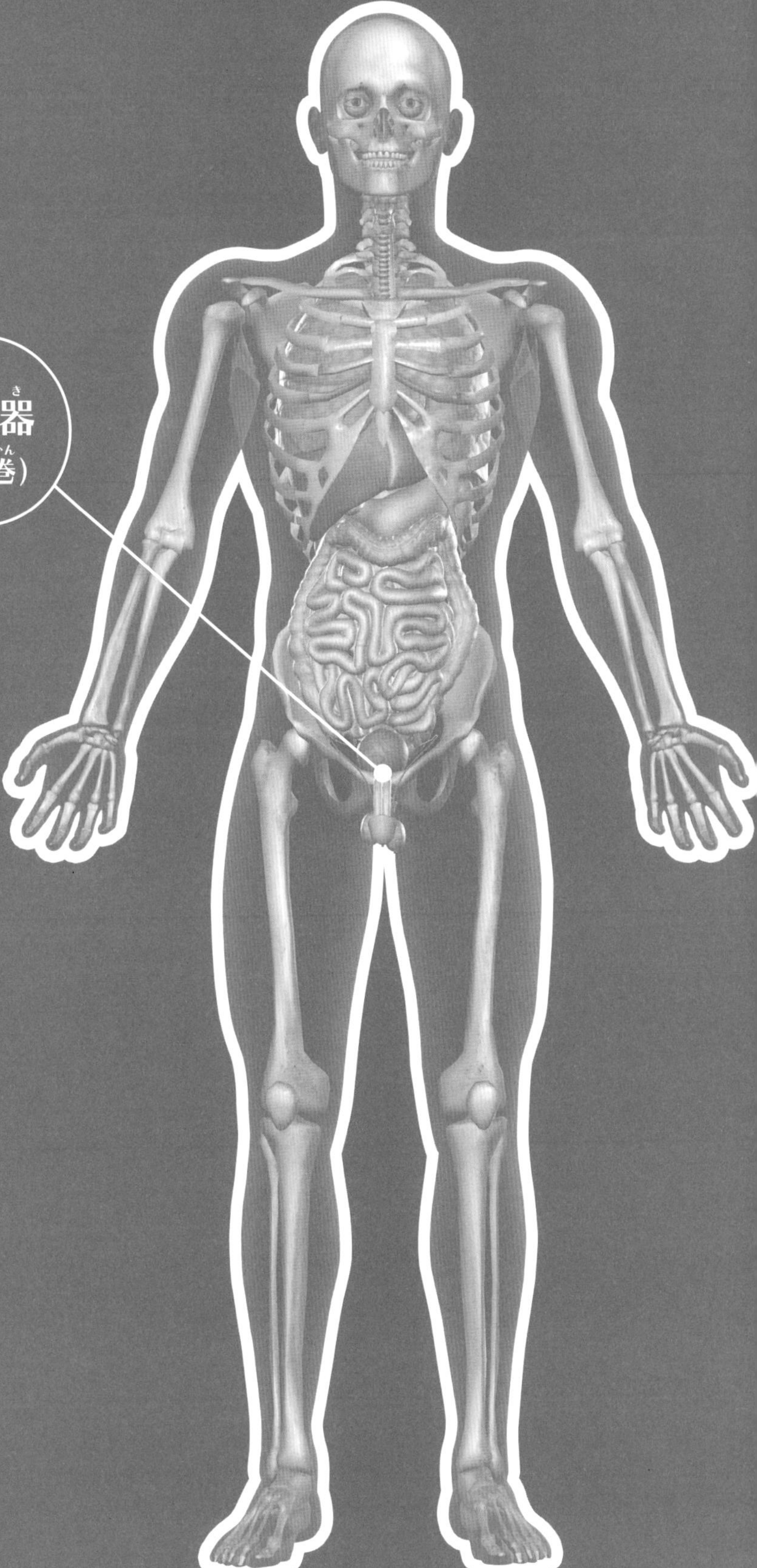

男性《だんせい》